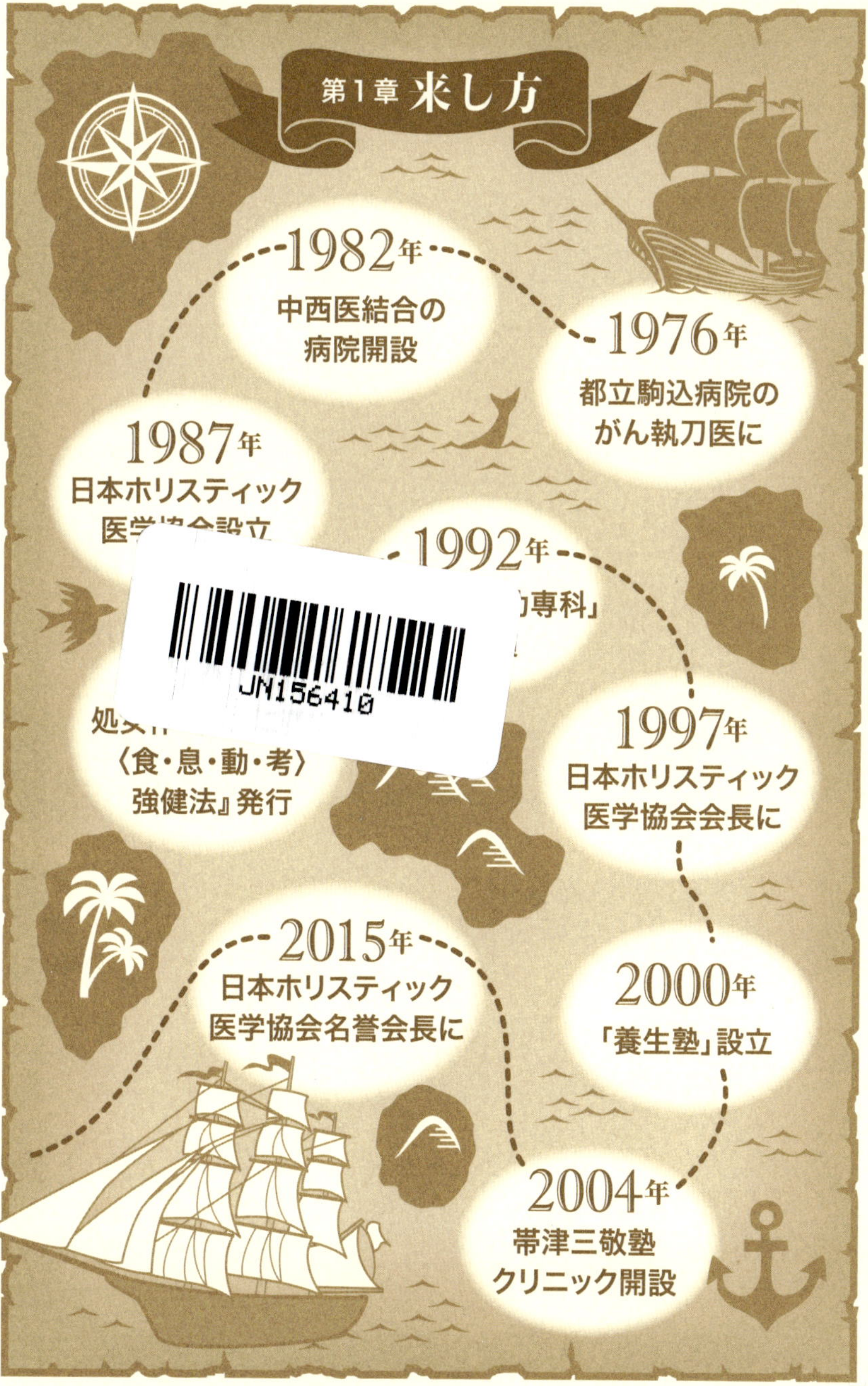

第1章 来し方
1976年
都立駒込病院の
がん執刀医に
1982年
中西医結合の
病院開設
1987年
日本ホリスティック
1992年
専科」
1997年
日本ホリスティック
医学協会会長に
〈食・息・動・考〉
強健法』発行
2000年
「養生塾」設立
2004年
帯津三敬塾
クリニック開設
2015年
日本ホリスティック
医学協会名誉会長に

ホリスティック医学私論

――来し方・いま・行く末

帯津良一

源草社

ホリスティック医学私論　来し方・いま・行く末

はじめに

食道がんの手術に明け暮れ精を出すなかで、なんとなく西洋医学の限界のようなものを感じて、中国医学を併《あわ》せることを思いついたのが、一九七〇年代の後半。都立駒込病院に籍をおいていた頃である。

病《やまい》の局所《きょくしょ》を診ることにかけては、きわめて長《た》けた西洋医学に、その局所と他の部分との、あるいは全体とのつながりを診る中国医学を併せることによって、より奥行きのある医学となり、治療成績の向上をもたらすだろうと考えたのである。

まず、本場の中国医学がどのようにがん治療に貢献しているか、この目で確かめるべく、初めての訪中《ほうちゅう》を果たしたのが一九八〇年の九月。そのときの見聞をもとに、中西医《ちゅうせいい》結合《けつごう》によるがん治療を旗印にかかげた病院を郷里の川越に開設したのが一九八二年の一一月。

その後、アメリカからのホリスティック医学の風に吹かれて、同志と語らって日本ホリスティック医学協会を立ち上げたのが、一九八七年の九月。中西医結合の考えは、すでに阿片戦争（一八四〇〜四二年）の頃に、芽生えていたといい、ホリスティック医学は一九六〇年代のアメリカ西海岸に生まれたというが、当時はいずれもまだ道なき道である。試行錯誤を重ねながら、中西医結合からホリスティックへとスライドしていった次第である。

そして、二〇一五年の一一月。一八年間務めてきた、日本ホリスティック医学協会会長を辞任したのを機会に、沈思黙考。これまでの二八年間に思いを巡らせてみたのである。結局は、これまでの足取りを評価して、これからにつなげていこうとしたのである。

評価を下す前に、まずは数々の貴重な経験に対して、感謝の念が鬱勃《うつぼつ》と湧いてきたものである。たとえば、

一、はじめての著作

『ガンに勝つ〈食・息・動・考〉強健法』（講談社、一九八七年）

中国医学によるがん治療を紹介。

二、テレビ出演

ＮＨＫ教育テレビ「気功専科《きこうせんか》」（一九九二年）

気功がわが国において初めて市民権を得たと評価された。

三、「養生塾」の全国展開

川越養生塾の設立（二〇〇〇年）

どちらを向いても紛争《ふんそう》だらけといった、凋落《ちょうらく》著しい地球の場の自然治癒力の回復をはかるのもホリスティック医学の仕事。

などである。

こうした事跡を一つひとつ辿《たど》ることは、たしかに万感胸にせまるものがあるが、それはそれ、遠きあこがれの日の思い出として、まずは、理想のホリスティック医学を追い求めてきた、わが三〇年余をどう評価するのか。それが最大の関心事だったのである。その評価次第で、これからの身の振り方がきまるからである。

と、とつおいつ思案している最中《さなか》に、高齢を理由に戦列を離れたばかりの初代総師長が生前法要を営みたいと言ってきたのである。初代総師長とは山田幸子さん。都立駒込病院から三顧《さんこ》の礼《れい》で迎えた人である。

ところが、彼女は期待をはるかに超えるはたらきをしてくれたのである。その彼女が生前法要を営むということは、私とともにはたらいた彼女の後半生に悔いを残していないということではないか。ということは私の仕事についても、これを是《ぜ》としているのではないか。

私のこれまではまちがってはいなかったのだ。よし、自信をもって、この道を進もうと腹が定《さだ》まったのである。そして生前法要の日、ご住職の読経の声を聴きながら、突然、大ホリスティック医学という文字が閃いたのである。そして、その真意を一瞬にして理解したというわけである。

こうして勇躍、大ホリスティック医学への道に歩を進めて間もなく、源草社の吉田幹治社長と二五年ぶりの再会。わがホリスティック医学の来し方行く末について認《したた》めるチャンスを与えられることになった。

本書によって、わが国のホリスティック医学の歴史の一端を垣間見ていただき、理想のホリスティック医学成就の一助としていただければ幸いである。

最後に源草社の吉田幹治社長と編集企画室長の井上さおりさんに感謝の意を捧げるものである。

二〇一七年七月

帯津　良一

ホリスティック医学私論 ◆ 目次

付章　ホリスティック医学の手引き　215

第1章　来し方

一　都立駒込病院　一九七六年

それまで感染症の病院として勇名をとどろかせていた都立駒込病院が東京都のがんセンターとして再出発をしたのが一九七五年。当時、東京大学第三外科から静岡県の共立蒲原《かんばら》総合病院に出向していた私に都立駒込病院に赴任するように医局長からの要請があり、最初の一年間を非常勤医として勤務した後、一九七六年五月に常勤医として赴任した。

その頃はまだ有楽町の駅の近くにあった東京都庁で辞令を受け取った後、任地に直行。バスを降りて、五月の青空に屹立する新装成った病院を仰ぎ見たとき、よし、ここでこの手でがんを克服してみせるぞと闘魂が胸に漲《みなぎ》ったのをいまでも鮮やかに憶えている。

外科の医師は総勢二〇数名。今度の人事は学閥を排すために全国津津浦浦から集められたという噂どおり、出身大学は多彩をきわめていた。私はというと東京女子医科大学消化器病センターからの二人と三人で食道がんのチームを編制することになった。

食道がんの手術といえばかつては難手術の一角を占めていた。手術はすべて教授が執刀。〝新ちゃん〟と呼ばれていた外科医一年生は昼夜を忘れて術後の管理に走り回ったものである。

当時はまだ集中治療室（ＩＣＵ）という制度はなかった。大部屋の片隅に酸素テント（患者さんの上半身をビニール・シートで覆い、そのなかに加湿した高流量の酸素を送り込む装置）をしつらえて、術後の管理をおこなうのである。術直後で意識が朦朧としているとはいえ、閉所恐怖症の患者さんにはたまらないものだっただろう。

長い手術時間と多量の出血も相俟《あいま》って術後の合併症も決して少ないものではなかった。肺炎や無気肺などの肺合併症にはいつも苦労していたうえに、食道と胃管との吻合部《ふんごうぶ》の縫合不全《ほうごうふぜん》というリスクをいつも背負っていなければならなかった。

どういうことかというと、右の胸を開いてがんを含めた二〇センチほどの胸部食道を切除する。ということは食道に欠損部が生じて頚部の食道と胃袋が泣き別れの状態になる。この欠損部を何かで補填《ほてん》して、泣き別れを解消して初めて手術が完了するというものである。

そのためにはどうするか。お腹を開けて、胃袋をトリミングして細長い胃管につくりかえたものを胸骨の後ろを通して頚部まで引き上げて頚部《けいぶ》食道断端《しょくどうだんたん》と吻合するのである。この胃管作製挙上という操作のなかで大事なことは胃袋に対する栄養血管を残して血流を温存することにある。もし栄養血管を損傷するようなことになれば、胃袋は壊死《えし》におちいってしまって使い物にならなくなるからである。

さらに血流を温存して吻合できたとしても、もともとお腹のなかにおさまっている胃袋を頸部まで挙上するのだから多少の血流不足は否めない。吻合部の縫合不全のリスクはどうしても高まる。

縫合不全が生じたらどうなるのか。唾液や食物が漏れ出して周囲に膿瘍《のうよう》を形成する。これがもし胸のなかで起こると膿胸《のうきょう》になって致命的になる。そこで頸部の浅いところで吻合して近くにドレーンなるプラスチックの管を添えておく。万が一漏れても、汚いものがドレーンに沿って体外に排泄されるので、膿瘍を形成するには至らず、しばらく食べたり飲んだりをひかえているだけで治癒に向かってくれる。ということで肺合併症よりやや遅れて発生する。しかも食道がんの手術に特有の術後合併症がこの吻合部縫合不全なのである。この合併症は術後一〇日ほどして起こることもあるが、ほとんどは七日以内に起こるので、術後四、五日を経て肺合併症もなく、吻合不全の兆《きざ》しもないとなって、患者さんは集中治療室から一般病棟に出ることになる。

新しく東京都のがんセンター的な役割を担って出発した都立駒込病院にはそれはすばらしい集中治療室を備えていた。清潔な十分すぎる広いスペース。ピーンと張りつめた空気のなかを、足音を消して歩き回る看護師さんたち。ところどころにスタンバイしている欧米製の人工呼吸器。スタイルはさまざまだがいずれもピカピカの新品であるところが頼もしい。

酸素テントの往時に比べてなんとはたらきやすいことか。術後の合併症で苦労することもきわめて少なくなった。広大な下町の人口をひかえて手術件数も大学病院よりも多いくらいだ。そのうえ食道がんの術後はかならず集中治療室に入るので、看護師さんとの意思の疎通も十分すぎるくらいである。

自宅は埼玉県の川越市にあって通勤に一時間以上かかるので、夜間に不測の事態が起こると、そう簡単には出てこられない。そこで、自分の担当の患者さんがＩＣＵにいる間は自宅に帰ることをせずにＩＣＵの当直室に四日でも五日でも連泊することにしていたので、意思の疎通もさらに高まるというものだ。

しかも不測の事態というものはそれほどしばしば起こるものではない。そんな下手な手術はしていませんよというものだ。夕食は外で一杯ということになる。日勤を終えた看護師さんの一人二人を誘って飲みに行く。帰ってきて患者さんの様子を見て、安心して眠りにつくということで、またまた意思の疎通が高まるというものだ。

また、手術の流儀というものは大学によって、また医局によって微妙に異なるものだ。だから他の医局の人といっしょに手術をすることは多少抵抗があるものなのだが、新生成った都立駒込病院ではそんな雰囲気は微塵《みじん》もなかった。ここで、自分たちの手でがんを克服してみせるぞという気概が外科の医局に充ちみちていたことが第一の理由。

もう一つの理由は、酒好きが揃っていたことか。連れだってよく飲み歩いたものだ。お寿司屋さん、居酒屋さん、とんかつ屋さん、天ぷら屋さん、中華屋さん、そして小さな洋食屋さんと潤滑油には事欠かなかった。

たしかに食道がんの手術は昔のような大変な手術ではなくなった。手術時間にして四、五時間。出血量も少なく輸血を必要としないことも珍しくはなくなった。胃がんの手術とあまり変わらないスマートな手術になったのである。

胃がんといえば、胃がんのチームに同じ東京大学第三外科から赴任した片柳照雄先生がいた。同世代ということもあって無二の親友だった。生涯私が相見《あいまみ》えた外科医のなかで、これほどの手術の名手を知らない。そのうえに酒席の名手でもあった。何も大したことを話しているわけでもないのに、ただ杯を酌み交わしているだけで楽しかった。後年の太極拳の楊名時《ようめいじ》先生を髣髴《ほうふつ》させる。わずか数年間のこととはいえ、彼と職場をともにしたことをわが生涯の喜びとしている。

また食道がんチームのヘッドであった岩塚廸雄先生とはこれまたしばしば酒を酌み交わしたが、それ以上によき競馬仲間だった。土曜日の午後など、時に二人して中山競馬場に足を運んだものである。

お二人ともすでに鬼籍に入ってしまったが、いまでもよくお付き合いをしている友人に胸部外科の酒井忠昭先生がいる。私と同世代にして現在でも訪問診療のチームを率いて活躍している。

当時は外科医としていかにいい手術をするかを信条としていた。いやしくも他人様《ひとさま》の身体に傷をつけるのだから、必要にして十分なことを手早くおこなうことを至上命令としていた。

また当時はエコーにしてもCTにしてもまだ実用化されていなかったので、術前に食道の外側の情報は乏しく、胸を開いてみて、切除範囲を決めなければならないことがしばしばだった。そして戦線を拡大すべきか縮小すべきか迷ったときは、これまたいやしくも他人様の身体に傷をつけるのだからという理由で縮小のほうを選ぶのを原則としていた。

また患者さんは手術という大事業を、私を信頼してまかせてくれたのであるから、何があっても一旦はきちんとお返しをする。たとえそれが不可抗力であっても手術による死亡は絶対に避けなければならない。娑婆《しゃば》からお預かりしたものは一度は娑婆に帰っていただくというのが外科医としての最低の覚悟であると考えていたのである。

そうはいってもままならぬのが世の習いである。詳細はすっかり忘れてしまったが、ICUから旅立ちを見送ったときのことを憶えている。患者さんは男性のご老人だったが、ご家族にお悔やみを申し上げた後、最上階の一四階にある医局に戻ろうとしてエレベーターホールに出て、白《しら》白《じら》とあけ始めた空の下《もと》、まだ眠りをむさぼっている町並みを一望したときの無念さをいまも鮮やかに思い出す。

昼前にタクシーに乗って上野駅の近くの釜飯屋さんに。お銚子を一本頼んで一人で杯を傾けながら患者さんのご冥福を祈ったものである。しかし、幸いなことにこのようなことはめったになく、いつもは患者さんをきちんと娑婆にお返し申し上げていた。

こうして意気軒高《いきけんこう》として明け暮れ手術に精を出していた私の胸に翳《かげ》りのようなものが浮かぶようになったのはいつの頃のことか。手術をめぐる術前術後のすべてが往時に比べて見違えるようによくなっているのに、再発して帰ってくる患者さんは一向に減らないのである。

当時は術後の補助療法が現在のように徹底してはいなかった。時に鎖骨上窩や上縦隔に術後照射をすることもあるにはあったが、ほとんどの場合はこのようなことをせず、定期的に通院していただきながら血液検査などを中心にチェックをしていただけだった。

いくら手術をめぐる進歩が著しくとも、人体には、あるいはがんという病《やまい》には、手術だけでは手のとどかないところがあるのではないだろうかという考えが時に頭をもたげてくるようになってきた。

そこでわれらが西洋医学の限界について考えてみた。西洋医学の限界とは何か？　病の局所を診ることにかけてはこれほど長《た》けた医学はない。ところが局所と他の局所との関係あるいは全体との関係を診ることを得意としているようには思えない。ここに西洋医学の限界があるのではないだろうか。

それならば局所と局所との関係あるいはつながりといったものを診るのを得意とする医学を西洋医学に合わせることによって、治療成績の向上をはかることができるのではないか。つながりを診る医学とは何か？　あっ、それは中国医学ではないか。

　中国医学の基本概念は陰陽《いんよう》学説と五行《ごぎょう》学説ではないか。一切の万物は陰陽二気によって生ずるとするのが陰陽学説で、天地の間に循環している木《もく》・火《か》・土《ど》・金《こん》・水《すい》の五つの元気の消長によって万物の動静を説明しようとしているのが五行学説である。

　中国に中西医結合《ちゅうせいいけつごう》という考えがあることは知っていたし、すでに阿片戦争（一八四〇～一八四二年）の頃から取沙汰《とりざた》されていることも仄聞《そくぶん》していた。ただそれだけである。それ以上のことは何もわからない。これはどうしても一度訪中して中国医学がいかにがん治療に貢献《こうけん》しているか、この目で確かめてみようとここまでは一気に辿り着いた。

　そういえば北京市と東京都は姉妹都市である。北京の医師が二、三人連れだって二、三ヵ月くらいの日程で都立駒込病院に研修に来ているのを時に目にしていたし、歓迎あるいは送別パーティに出席したこともある。
　二、三の外科仲間に酒呑み話にこのことを持ち出してみると誰もが行ってこいとけしかける。「よし！　行ってみよう」と腹を決めて、東京都の衛生局に恐るおそる願い出てみた。ところがこれこそ瓢箪《ひょうたん》から駒《こま》、二つ返事で行ってこいと言う。北京からの先生方を引き受けるだけでなく、こちらからもその見返りに派遣するというバランス感覚のもたらしたことだったのではないだろうか。

招聘元《しょうへいもと》は北京市立がんセンター。
日程は一五日間。
同行は岩塚廸雄先生と酒井忠昭先生。

一九八〇年九月のことである。

二　初めての訪中　一九八〇年

北京空港には北京市立がんセンターの放射線科医師の張益英先生と謝玉泉先生が出迎えてくれた。その足で北京での宿舎となる北京飯店《ぺきんはんてん》に。長安街《ちょうあんがい》の道路は自転車であふれ、自動車のクラクションが喧《かまびす》しい。

明けて第二日目は北京市郊外にある北京市肺がん研究所付属病院へ。ここは勇将辛育齢教授の下《もと》、鍼麻酔《はりますい》でつとに有名。少し前に訪中したアメリカのニクソン大統領に随行していたハーヴァード大学のアイゼンベルク教授が鍼麻酔について世界に発信したためにその知識については私たちも共有していた。

まずは手術室へ。ここでは左開胸の手術がたけなわ。開創器の下に敷かれた布片《ふへん》の汚れ具合から、手術開始から約一時間が経過しているのがわかる。三人の医師が手術の手を休め、私たちに歓迎の会釈《えしゃく》。

あれ！　少しちがうな。このような場合、二人が会釈しても一人はかならず術野《じゅつや》を見ているように私たちは教育されてきた。中国の外科医はおおらかなのだろう。会釈を返して患者さんを見るとこれがまた会釈しているではないか。これには度肝を抜かれた。ただ気管内にはガス麻酔で用いるようなチューブが挿入されている。術中ときどき肺をインフレイト（膨《ふく》らませる）する必要があるからだ。術後の肺合併症を防ぐためである。

チューブが入っていても患者さんは苦しそうなことはない。左手の合谷《ごうこく》（*大腸経《だいちょうけい》）と左前腕の三陽絡《さんようらく》（*三焦経《さんしょうけい》）に一本ずつ鍼《はり》が刺してあるだけだ。これで麻酔がかかって開胸手術が粛《しゅく》粛《しゅく》とおこなわれているのだからおどろきだ。ただ、一時間半ほどの手術の間に二度麻酔が切れたのである。患者さんが痛そうにして顔をしかめたのだ。麻酔医が二本の鍼の頭をとんとんと叩いただけですぐに麻酔が戻ったようだ。

もう一度は叩いただけでは戻らない。すると小さな通電器《つうでんき》のようなものを持ち出して、二本の鍼に通電すると速やかに戻った。手術が済むと看護師さんの一人が胸帯を巻いてから患者さんの上半身を起こしてパジャマを着せる。次いで運び込まれたストレッチャー（車輪付きのベッド）に患者さんは自分で移り、私たちに向かって、やぁーと手を挙げて手術室を出ていった。いやぁ見事なものだ。

あれは誰にでも効くものなのですか？と教授に問うてみた。効く人と効きがない人があると言う。その差はいずこに？　いやぁ素直な人は効くんですよ。しかし、初めて会う人が素直な人か素直ではない人か見分けることはできないでしょう？　そりゃあ、そうですよ！　だから、全員素直でない人と見立てて全員に気功を三週間やってもらうんですよ。すると皆が皆、素直になって麻酔が効くようになるんですときた。

気功という言葉はすでに知っていた。わが国における気功の草分け的な存在としての津村喬さんと星野稔さんのお名前も記憶していた。しかし、実際の気功を目にしたことはなかった。

「……その気功を見学することは可能ですか？……」

「あぁ、いいですよ」と時計を見て、

「いま、ちょうど中庭でやっていますよ。……案内させましょう」

中庭では一〇人ほどが円陣を組んで練功《れんこう》に余念がない。一見して、これは呼吸法だ！と思った。そして、しばらくして、気功こそがん治療における中国医学のエースだと直観したのである。

少しでも体験して、できれば簡単な功法を身につけて帰国したいと考えて、張益英先生と謝玉泉先生に相談してみたが、一向に埒《らち》が明《あ》かない。西洋医学畑の人にとって気功はまだ縁《えん》なき衆《しゅ》生《じょう》なのだ。

＊大腸経　身体のなかの気の通り道である経絡の一つ。人差し指の先から手の甲、腕を上り、肩、頚、鎖骨を経由し、肺と大腸につながる。

＊三焦経　身体のなかの気の通り道である経絡の一つ。薬指から手の甲、腕を上り、肩、頚、側頭部を経て顔の外眼角に走る。

しかたがないので、少しでも文献を漁《あさ》って帰ることにした。まずは北京飯店からほど近い王府《わんふ》井《ちん》にある新華書店《しんかしょてん》に入ってみた。折しも文化大革命が終ってまもなくのことである。店内は知識欲に目覚めた人々によってごった返していた。気功に関する書籍はおよそ二〇種類。これを余すところなく買い込んだものである。

中国医学といえば漢方薬と鍼灸という治療医学と気功と食養生という養生医学の四本柱からなる。北京市立がんセンターの徐光偉院長は外科医であるうえに、以前、都立駒込病院を訪れたこともあって私とは面識のある仲である。私のこのたびの訪中の意図も十分に理解していただいたようで、まず、センターで漢方薬部門のヘッドを務めていた李岩《りがん》先生を紹介してくれた。年の頃は私とほぼ同じか。どちらかといえば小柄な好人物である。

まずは彼の担当している病室、すなわち主として漢方薬でがんの治療をおこなっている患者さんたちの病室に案内された。そのなかに日本語の話せる中年男性で胃がんの患者さんがいた。いくつかの質問をさせてもらったが、漢方薬治療を心地よく受け入れている風情が印象的であった。参考のためにと彼が服用している処方をメモ用紙に書いて手渡してくれた。

いまでも忘れないその処方は〝竜葵《りゅうき》、蛇苺《じゃばい》、玉金《ぎょくきん》、当帰《とうき》、丹参《たんじん》、白花蛇舌草《びゃくかじゃぜつそう》〟というもので、李岩先生はこれを白蛇六味丸《びゃくじゃろくみがん》と呼んでいた。いまでもわが病院の主要処方である。

一日、バスを仕立て、万里の長城にハイキングと洒落込んだが、その際も李岩先生は同行して往復の時間を利用して漢方薬談議に花が咲いたものである。彼は決して威勢のいいことは言わない。淡淡と喋っていく。この日一日で彼とは旧知の間柄のように打ち解けてしまう。後《のち》に私の病院に何回となく足を運んでくれて、わが病院の漢方薬部門の基礎を築いてくれたことは感謝に堪《た》えない。

鍼灸については同じ治療医学でも漢方薬と異なってがん治療の一翼を担っているわけではなく、李岩先生にあたるような立場の人を紹介されることはなかった。だからこの訪中における鍼灸の収穫は皆無であった。

ところで、万里の長城行きの際、ホテルからお弁当を持たされたが、殺風景なボール箱のなかに大作《おおづく》りなサンドウィッチとゆで玉子が入っているだけのきわめて質素なものだった。物資面では文化大革命後の発展途上ということだったのかもしれない。

食事は三食とも北京飯店でしたためた。食卓の豊かさということでは十分なものがあったが、味は、これぞ北京料理ということか、日本でなれた中華料理とは少しちがう味であったが、それでも苦になるということはなかった。

早朝はホテルから近い天安門広場を中心に散策と決め込んだが、天安門近くの公園では練功に励む人の花盛り。多種多様で見ていて飽きない。文化大革命時代は冷遇されていた気功が、時を得て一気に花開いたということか。

もう一人、私の訪中のきっかけをつくってくれた人がある。中国医学院の黄国俊教授である。さしずめ日本なら東京大学第一外科教授というところか。彼の教室の食道がんと噴門《ふんもん》がんの治療成績に関する論文がアメリカの学術誌に掲載されたのを読んだのである。そしてその症例の多さと成績のよさにおどろいた。私の訪中に拍車をかけたことはまちがいない。

温和で知性あふれる彼の物腰にいたく感銘した。私の求める理想の外科医像に欠かすことのできない教授である。その彼を訪れて応接室で待っているとき、ふと緑なす庭先を見ると一人の品のいい老女が太極拳を舞っているではないか。当時はまだ太極拳に手を染めていなかったが、彼女が相当な使い手であることはわかる。

思わず見惚《みと》れていると、眼と眼とが合ってしまった。彼女は表情ひとつ変えることもなく、いきなり雲手《うんしょう》という動作に移り、あっという間に私の視界から消えてしまったのである。その後、楊名時《ようめいじ》先生とのご縁を得て、太極拳の道に分け入り、私なりに研鑽《けんさん》を積むにつれこのときの情景を時に思い起こし、掌中の珠《たま》のように大切にしているのである。

前半の北京見学と後半の上海見学の間の三日間を利用して杭州《こうしゅう》へ。杭州といえば西湖《せいこ》。西湖といえば中国きっての名勝の地であるが、内外の観光客も、まだきわめて少なく、それは静かなもの。

遊覧船上から見た湖畔で太極拳に興じる若い娘さんの美しさに刺激されて、誰もいない蘇堤《そてい》に坐って調和道丹田呼吸法《ちょうわどうたんでんこきゅうほう》を演じてみた。蘇堤はかつてこの地域の官途についていた北宋の詩人蘇軾《そしょく》がつくったといわれる湖上の堤《つつみ》。一方、調和道丹田呼吸法のルーツは白隠禅師の『夜船閑話《やせんかんわ》』。その『夜船閑話』に次のような記載がある。

「また、蘇軾も次のように説いている。食事は空腹になってから食べ、腹八分目で止めておく。そして散歩をして、できるだけ腹が空くように努め、空腹のときに静かな部屋で端坐瞑目して、出入の息を数える数息観《すそくかん》を修す。一息から数え十に到り、十から数えて百に到り、百から千へと数えていくと、やがて身体は兀然《こつぜん》として動かず、心は寂然たること虚空に等しい。これを久しく続けていると、あるとき、ひと息おのずから止まって、出るのでもなく入るのでもなくなると」

(『白隠禅師の気功健康法』帯津良一、佼正出版社、二〇〇八年)

つまり調和道丹田呼吸法のルーツである『夜船閑話』に登場する蘇軾のつくった蘇堤で調和道丹田呼吸法を実修するというご縁をしみじみと楽しんだのである。さらにもう一つのご縁。湖畔のおみやげ屋さんで「雨も亦奇《き》なり」と題した絵を購入。後でこの題名が蘇軾の七言絶句からのものだと知る。

湖上に飲す。初めは晴れ後に雨ふる二首

水光瀲灩《れんえん》として晴れて方《まさ》に好《よ》し
山色空濛《くうもう》として雨も亦奇《き》なり
西湖を把って西子に比せんと欲すれば
淡粧濃抹《たんしょうのうまつ》総《す》べて相宜《あいよろ》し

(『漢詩の解釈と鑑賞事典』前野直彬・石川忠久編。旺文社、一九七九年)

後年、初めての内モンゴル自治区ホロンバイル盟のハイラル市。これまた初めての大草原行きの朝、同行する盟立《めいりつ》病院のスタッフがホテルの私の部屋に集まる。どうやら小雨の上がるのを待って出かけるつもりらしい。

「そろそろ出かけましょうよ！　雨も亦奇なりというではありませんか……」

と催促したところ、すっかり親しくなった外科医の先生が、

「いやぁ……じつはこの地方では雨の日は草原に出ないという不文律があるのですよぉ……。馬や牛のために雨の日草原に出て草を傷《いた》めたくないという気持ちからなのですよぉ……」

いやぁ、いいなぁ、この心根が。このとき、雨も亦奇なりという言葉が私の胸にしっとりと納

まったのである。

三日間の杭州観光を終えて、九月一一日に上海入り。宿舎は錦江飯店《きんこうはんてん》。決して新しくはないが、十分にその伝統を窺わせる風格である。北京料理のクラシックな味にいささか飽いてきていたので、ここで初めて料理に注文をつけてみた。

焼そばを注文したのである。勘は当たった。こんな旨い焼そばを食べたことがない。まさしく「わが初訪中の最高の思い出になった」と言っても過言ではない。そして翌日訪れた上海胸科医院における食道がんの手術の多さには正直舌を巻いた。一九五一年から一九七九年までの二九年間に、この病院で治療した食道がんの患者さんの総数は三四二六人ということで、私たちが訪れた日も、三つの手術室で同時に、食道がんの手術が進められていた。中国における食道がんの罹《り》患率《かんりつ》の高さと手術のレベルの高さをあらためて思い知らされた次第である。

折しも中秋の名月。帰路についたとき、張益英先生も謝玉泉先生もいつ買い求めたのか、月餅《げっぺい》の箱を大事そうにかかえている。上海一の有名店で買い求めたと言う。中秋の名月を目にすると、かならず、この夜の南京路《なんきんろ》の人々のさんざめきが蘇《よみがえ》ってくる。

帰国するや否や、買い求めてきた気功の本を片端《かたはし》から読んでいった。中国語の素養はないが漢字だから意味は通じる。簡略文字もすぐになれた。イラストが豊富なのもいい。そしてわかったことは調身《ちょうしん》、調息《ちょうそく》、調心《ちょうしん》の三要素が揃っていればすべて気功であるということであった。だったら日本にだってたくさんあるではないか。調和道丹田呼吸法、岡田式静坐法、肥田式強健術、自《じ》彊術《きょうじゅつ》などなどである。とりあえずは和製の気功でいくことにして、八段錦《はちだんきん》を始めたのである。

術後二週間ほどして、重湯《おもゆ》からお粥《かゆ》へと進んで、院内を歩き始めるといった人心地《ひとごこち》のついた患者さんに声をかけ、空いている部屋を見つけて気功の手ほどきをする。ただこの頃は病名告知が行き渡ってはいない。あなたは食道がんですと告知していないので、再発防止に気功をということが言えないのである。

なぜ、このようなことをするのかという説明がどうしても歯切れが悪くなる。説得力がない。患者さんは浮かぬ顔をして手足を動かしている。わずか一〇分か一五分くらいのものだが、終って、明日もやりますからね、午後の三時にここに来てくださいと言ってもほとんどの患者さんが現れない。そこで病室に迎えに行く。しまったという表情でついてくる。その翌日も来ないのでまた病室に迎えに行くとベッドは蛻《もぬけ》の殻《から》。といった有様で一向に埒《らち》が明《あ》かない。

やはりだめなのか……。中国医学はあきらめて外科医に徹しようと一度は思ってみたものの、一旦思いついたことはなかなか拭《ぬぐ》い去ることができない。時間はかかるかもしれないが、いずれ東から風が吹くだろう（本当は中国からの風は西風だが東洋医学ということで、東風に）。いまの自分にできることはなんだろう。それならば、自分がお山の大将になって大いに腕をふるってみようと、中西医結合によるがん治療を旗印にかかげた病院を開設することにしたのである。

三　中西医結合のがん治療を旗印にした病院開設　一九八二年

まずは病院運営の要《かなめ》である副院長、事務長、総師長の人選に入る。まだ四六歳。ちゃきちゃきの外科医である。中西医結合といっても軸足《じくあし》は西洋医学のなかにある。食道がんの手術もこれまでどおりやっていくつもりだ。手術は一人ではできない。三人では多すぎる。二人がちょうどよいのだ。だから優秀な相棒が一人いればよいのだ。

これはすんなり決まった。かねてから帯津先生が一旗《ひとはた》揚げるときはかならず馳せ参じますと常常言っていた後輩に話したら、あっさりと引き受けてくれたのである。

高野征夫。一九四五年生まれ。東京大学卒。私の所属していた東京大学第三外科に、私が医局長を務めているときに入局。医局長と新人という関係は特別な親近感をかもし出すうえに麻雀に競馬というギャンブルの趣味がぴたりと一致したことも副院長就任の快諾に与《あずか》ったものと思われる。もちろん外科医としての資質も申し分なく、百万の味方を得たような気持ちになったものである。

事務長さんについてはとくに腹案はなかったが、資金の調達を私の竹馬の友で、当時、某金融機関の支店長をしていた岡本敬行に頼っていた関係で、しばしば彼に会っていたところ、彼の部下の米本昇を事務長として推薦され特別断る理由もないので、これで決定。ところがしばらくして、岡本自身が参加したいということになり、すでに事務長は決まっているので、事務総長という職名をつくって迎えることになった。事務総長とは国連みたいで小さな病院にしては立派すぎるとは思ったが、この二人のコンビはじつに気が合ってよくはたらいてくれた。

そして残るは総師長。かねてから病院の浮沈《ふちん》は総師長の肩にかかると思っていたので、この人選《じんせん》にはとくに心を砕《くだ》いた。都立駒込病院の同僚のなかから口説き落とすことにして、まずは三人の候補を選んだ。いずれ三人のそれぞれと話をしてみて、そのなかから一人を選ぼうとしたのである。

ある日、そのうちの一人である山田幸子《やまださちこ》と廊下でばったり。ちょっと話があるのだけれど今夜どう？　あら、なんでしょう、……いいですよということで病院が引けてから、近くの居酒屋さんに。当時彼女はＩＣＵ（集中治療室）勤務。私の手術をした患者さんは術後かならずＩＣＵに入るので、ここの看護師さんたちとは殊更親しい。

ひと通り話をする。わかりました二、三日考えさせてください。あるいは家族と相談しますからと彼女。そしてゆっくり一杯というのが私のシナリオだった。ところが話が済むと、彼女はきっとした面持ちで、わかりました。お世話になりますと言いながら頭を下げるではないか。

あわてたのはこちらである。これで決まりとなると、他の二人にはこの話を持ち出すわけにいかないではないか。地方公務員としての年金の権利を投げ出して来ようというのだから、あなたのお葬式はかならず私が出しますよ！とあらぬことを口走ってしまったくらいだ。私と歩むことになる、あなたの後半生を決して後悔させませんというのが真意《しんい》だったのであるが、いきなり短《たん》絡《らく》してしまったのである。

三役にそれぞれ適役を得ていよいよ開院だ。忘れもしない一九八二年一一月一日。雨のなかの開院式だ。大勢の方々が来てくださったが、その一部始終についてはほとんど憶えてはいない。いまでも鮮やかに思い出すのは、私が学生時代から通っていたバー「フローラ」のママさんである永井せい子さんと、はるばる岐阜羽島《はしま》からやって来た、易学の泰斗《たいと》で、私自身その恩恵に何度も浴していた日蓮宗の菊地日伸老師ご夫妻の姿である。

翌日の開院初日から大勢の患者さんが詰めかけてくれた。さすがに生まれ育った川越ではわが知名度もそれなりに高かったものと思われる。しかも中西医結合の旗印をかかげてはいても私の知名度は外科医としてのものだ。都立駒込病院あるいは東大病院と同じような患者さんばかりである。

そういう雰囲気のなかで中国医学の準備を決してあせることなくステディに進めていった。

まずは漢方薬。漢方薬については、それまでの私はまったくの門外漢《もんがいかん》であった。都立駒込病院の診療では津村順天堂《つむらじゅんてんどう》さんとは多少の接触はあったが実際に処方するということはなかった。病院自体がまだ漢方薬を扱おうという仕組みにはなっていなかった。

ただ中国から帰国してから、毎月の薬事委員会にエキス剤の漢方薬を申請はしてみた。しかし一回の申請で、たとえば葛根湯《かっこんとう》なら葛根湯を一剤《いちざい》だけという定まりがあったので、津村順天堂さんで収載している一〇〇剤以上の漢方薬をすべて申請するとなると、まったく気の遠くなるような話ではあった。

開院するにあたって、かねてより漢方薬に熱心な医局の後輩にして高野征夫さんの同級生である小原恵さんに週一回の外来担当をお願いした。さらに縁ありて、これまた漢方薬に造詣《ぞうけい》が深い、埼玉医科大学放射線科の鈴木健二さんもパートタイマーの医師として参加してくれた。

私自身はというと、まずは津村順天堂さんの開く漢方薬の勉強会には極力参加するようにした。なかでも思い出深いのは台湾の張明澄《ちょうめいちょう》先生の講義である。彼の独特の論理的な解説はいちいち腑に落ちて、漢方薬に馴染むのに大いに役立った。

しかし、事《こと》がんに対する漢方薬となると世界は急に狭くなる。当時の私としては北京で知遇を得た李岩《りがん》先生しか心当たりがない。彼をわが病院に招聘《しょうへい》しようと手続きをするもなかなか実現しない。ところが、彼が新設成った北京市の中日友好《ちゅうにちゆうこう》医院《いいん》の副院長として栄転するや否や、やって来るようになった。一九八五年のことである。

来日すると、いつも一ヵ月間ほど滞在して連日の勉強会である。土曜日と日曜日を除く毎日、夕方六時から八時まで、気功道場で先生の講義である。通訳は戦後中国から引き揚げてきて近くに住む三木さん。学ぶは高野副院長、二人の女性薬剤師、二人の男性鍼灸師に総師長に私という布陣《ふじん》。

李岩先生も勉強好きなら、学ぶほうも勉強好き。めったなことでは誰も休まない。李岩先生は近くのアパートに寝泊りしていて食事はすべて病院の食堂。いつも私の病棟回診や外科診療に同席してあれこれ指導をしてくれる。ただ勉強以外はからきしという先生のことだから土曜日と日曜日は持て余し気味。日日の生活面は山田総師長がしっかりと面倒を見てくれるから安心として、できるだけ彼を外に連れ出すようにはしていたものである。

遼寧省《りょうねいしょう》の内陸に育った彼が、突然海を見たいと言う。私としてもとくに当てがないので、新幹線に乗って小田原の海岸に行ってみた。

「これが海です……」

「……これが海か……」

左右を見回して一件落着である。後は砂浜に坐り込んで、その辺に落ちていた竹の棒で砂の上に字を書きながらの漢方薬談義である。

中国で開催される対がん漢方薬の学会にもできるだけ出席するようにした。いまのように電話が普及していない当時のことである。新宿にあるKDDに李岩先生からの電報がとどくと病院に連絡があり、それを受け取ると訪中である。いつも李岩先生が付き切りで世話を焼いてくれる。国際学会ではないから通訳は存在しない。しかしほとんどの演者がスライドを使う。中国語にしても英語にしても字になればこっちのものだ。十分に理解できる。参加者のなかに日本語のできる人もいれば、李岩先生があれこれ紹介してくれるので、交流の輪はその都度拡がっていく。この人たちが来日する。あるいは係累《けいるい》の人が来日すると訪ねてくる。という具合にしてまた輪が拡がっていく。

また北京市の広安門《こうあんもん》医院《いいん》が主催しての日中韓の学術集会が毎年開かれたが、ここには津村順天堂さんがツアーを組んで私たちを丸抱えで送り込んでくれた。ここでは日本語の達者な朴炳奎医師が案内を担当していたので、じつに実りの多い会であった。

当初はかぜに葛根湯、更年期障害に加味《かみ》逍遙散《しょうようさん》というのはわかるが、がんは漢方薬では無理でしょう!?というのが患者さんや医療者の認識であった。しかし、こうして中国との行き来が足繁くなるにつれ、漢方薬への期待も着実に高まっていった。

次いで鍼灸は初代の小林健二さんに第二代の小泉稔さんが加わって、着々と成果を上げていった。二人とも鍼灸が好きで好きでたまらないといった風情があった。

気功は前述したように北京の肺がん研究所で気功を初めて見て、これぞがん治療における中国医学のエースと思ったくらいだから、病院の設計図のなかに気功の道場を組み入れてもらったが、とりわけ金融機関の理解が得られず、二四畳敷きという小さなものでスタートせざるを得なかった。

楊名時太極拳《ようめいじたいきょくけん》、調和道丹田呼吸法《ちょうわどうたんでんこきゅうほう》そして八光流柔術《はっこうりゅうじゅうじゅつ》といったすべて和製の気功でスタート。楊名時太極拳は家内の帯津稚子《おびつわかこ》、調和道丹田呼吸法は私、八光流柔術は小林健二と私といった布陣で始まった。さらに山田総師長がすでに楊名時太極拳を習っていて、気功に対して理解を示してくれたのもありがたかった。

しかし、この時点ではまだ気功が市民権を得ているとは言いがたく、道場はいつも閑古鳥《かんこどり》が鳴いていた。道場が患者さんたちで賑わいを見せ始めるにはなお五年以上の歳月を待たなければならなかった。

そこで一計を案じて、楊名時太極拳を中心にした健康法の会を発足させたのである。指導は帯津稚子が担当し、会の名称は「三学修養会《さんがくしゅうようかい》」。名称の由来は江戸時代の儒学者、佐藤一斎《さとういっさい》の『言志晩録《げんしばんろく》』の

少《しょう》にして学べば、則《すなわ》ち壮《そう》にして為すこと有り。
壮にして学べば、則ち老いて衰えず。

老いて学べば、則ち死して朽ちず。

という文章である。死して朽ちずというところが殊更好きだったからである。

それにしてもこの企画は当たった。患者さんから病気のない人まで、健康法としての太極拳を求める人で道場はいっぱいになった。

最後は食事である。がんの患者さんは何を食べるべきかということになると大学の医学部では教えてくれない。街の本屋さんにはさまざまな方法が鎬《しのぎ》を削っている。どうしてよいかわからない。そこで李岩先生に頼んで中日友好医院のがん病棟のメニューをお借りすることにした。

一言でいえば薬粥《やくがゆ》すなわち漢方薬の入ったお粥である。漢方薬といっても薬臭いものではなく、平素も食物として繁用されていて、それなりの薬効を備えているものである。たとえば枸杞子粥《くこしがゆ》、緑豆粥《りょくとうがゆ》、山薬粥《さんやくがゆ》（山いもの粥）などである。いずれも漢方薬というより日常の食物である。それでいていずれも漢方薬と同じ薬理作用を保有していて漢方薬の一つとして処方のなかに組み入れられることもある。

枸杞子の薬理作用は補肝腎《ほかんじん》と明目《めいもく》である。補肝腎とは肝臓や腎臓のはたらきが低下しているのを回復させることであり、明目とは目のはたらきを向上させることである。一方、緑豆の薬理作用は清熱解毒《せいねつげどく》と消暑止渇《しょうしょしかつ》である。清熱解毒とは邪熱《じゃねつ》を冷まして体内に生じた毒を無毒にすることであり、消暑止渇は暑さを和らげ渇《かわ》きを癒すことである。

このように枸杞子粥と緑豆粥では対象が異なることになる。理想的には一人一人、そのときの体質に合わせたお粥を出すことになる。しかし、開院時のベッド数に応じて四五人の患者さんにそれぞれ異なるお粥を出すことはとても無理な話だ。

そこで当初は一〇種類ほどの漢方粥を日替わりで出すことにした。たとえば今日は枸杞子粥、明日は緑豆粥という具合にである。

すると毎日、その時点での体質に応じて、その薬理作用を大いに享受できる人とまったくできない人が出てくる。享受できる人は大いに喜んでいただき、そうでない人は薬理作用には目をつぶっていただき、食事としての美味しさを味わっていただくということになる。

というこちらの取り決めだけで事を進めてしまっては患者さんに失礼というものだ。そこで、これは総師長の提言であったが、朝食時に私と二人して病室を回ることにした。

「いかがですか？……」

「美味しいですか？……」

などとシェフよろしく回るのである。枸杞子の赤や緑豆の緑がお粥の白さに映えて見た目のよさだけとっても漢方粥の評判は上上だった。

こうして病室を一回りした後、栄養科の科長を交えて、明朝の献立を決めるのである。病院給食の在り方としては理想的といってもよいだろう。しかし、病院がフル回転するようになるとともに忙しさにかまけて朝食時の回診は立ち消えになってしまった。それでも病院開設の頃に思いを馳《は》せるとき、この回診はいつも郷愁とともに蘇ってくる。

それにしても中西医結合によるがん治療という未知の世界に向かって好スタートが切れたのは三役、とりわけ総師長の献身的な協力の賜物と感謝しつつ、よき相棒にめぐまれた好運をしみじみと噛みしめているところである。

四　エントロピーの医学としての中医学――漢方薬、鍼灸、気功、食養生

生命現象を維持するために私たちの体内では日夜さまざまな反応がおこなわれている。反応に必要なエネルギーは太陽を発して植物の光合成を経て体内にもたらされる。

体内にもたらされたエネルギーは体内でそれぞれの反応に即したエネルギーに変換《へんかん》される。エネルギーが変換されるたびにエントロピーが発生する。エントロピーとは熱力学の概念であるが、簡単にいえば、無秩序化《むちつじょか》の指標である。エントロピーが大きい状態は無秩序化の度合が大きいことを示している。

体内の秩序が乱れれば当然のことながら健康が害されることになる。にもかかわらず私たちは健康を害されることもなく、日日溌剌《はつらつ》として生きているのはなぜなのか。それは増大《ぞうだい》しようとするエントロピーを熱《ねつ》や物《もの》にくっつけて廃熱《はいねつ》あるいは廃物《はいぶつ》の形にして体外に捨ててエントロピーの増大を防いでいるからであるというのがオーストリアの理論物理学者エルヴィン・シュレーディンガー（一八八七〜一九六一）の提唱するところで、現在では定説《ていせつ》になっている。

廃熱、廃物とは具体的にいうと、発汗、呼気、小便、大便などをいう。こうして並べてみると、いずれも排泄《はいせつ》作用ではないか。古来、中医学（中国医学）は排泄の医学と呼ばれてきた。すると生命現象のうちのエントロピー問題を扱うのが中医学ということになりそうだ。

一方、生命現象のうちのエネルギー問題を扱うのが西洋医学といってもまちがいではないだろう。さまざまな反応を推進する臓器のはたらきを正常に保ち、そのはたらきに即したエネルギーをそこにとどけるということになると、これはまぎれもなくエネルギー問題である。

ということで生命現象のうちのエネルギー問題を扱うのが西洋医学で、エントロピー問題を扱うのが中国医学と役割分担がはっきりしているのである。だからこそ、両者を統合する中西医結合の意義があるのだろう。

では中国医学の四本柱がいかにエントロピーの排出に貢献しているか見てみよう。

〈漢方薬〉

漢方薬をその効能に応じて分類してみると次のようになる。

❶ 解表薬《かいひょうやく》　解表とは表邪《ひょうじゃ》を発散《はっさん》させて表証《ひょうしょう》を取り除くことで、解表薬には発汗を促すことによって、悪寒《おかん》、発熱、頭痛、項部《こうぶ》の強《こわ》ばり、身体の疼痛などの表証を除去する効能がある。

麻黄《まおう》、桂枝《けいし》、生姜《しょうきょう》、薄荷《はっか》、葛根《かっこん》など。

❷瀉下薬《しゃげやく》　排便を促《うなが》す薬で、三種類に大別される。

①攻下薬《こうげやく》　腸管を刺激することによって下痢を起こす。
大黄《だいおう》、芒硝《ぼうしょう》など。

②潤化薬《じゅんかやく》　腸管を潤滑《じゅんかつ》にして排便を促す。
麻子仁《ましにん》、郁李仁《いくりにん》など。

③峻下逐水薬《しゅんげちくすいやく》　はげしい下痢によって大量の水分を排出するもので、利尿作用をかね備えているものもあり、胸水《きょうすい》、腹水《ふくすい》の除去に用いる。
甘遂《かんすい》、商陸《しょうりく》、葶藶子《ていれきし》など。

❸清熱薬《せいねつやく》　下熱《げねつ》を促す薬。
石膏《せっこう》、知母《ちも》、夏枯草《かごそう》、決明子《けつめいし》、生地黄《しょうじおう》、牡丹皮《ぼたんぴ》、黄芩《おうごん》、黄連《おうれん》、重薬《じゅうやく》、白花蛇舌草《びゃっかじゃぜつそう》、緑豆《りょくず》、西瓜《せいか》、白扁豆《はくへんとう》など。

❹利水滲湿薬《りすいしんしつやく》　主として利尿によって湿と熱を除去する薬。
茯苓《ぶくりょう》、猪苓《ちょれい》、沢瀉《たくしゃ》、茵蔯蒿《いんちんこう》、薏苡仁《よくいにん》、赤小豆《せきしょうず》など。

❺祛風湿薬《きょふうしつやく》　主として風・寒・湿によって発生した痺症《ひしょう》に使用する薬。痺症とは、関節や筋肉の痛みとしびれを主症状とするもの。
独活《どっかつ》、威霊仙《いれいせん》、木瓜《もっか》、五加皮《ごかひ》など。

❻温裏祛寒薬《おんりきょかんやく》　主として裏寒証《りかんしょう》に用いる。裏寒とは次の二つの状況をさす。

①陽虚《ようきょ》　慢性疾患で全身機能が低下しエネルギー代謝の低下した状態。冷え、尿量過多、水様《すいよう》便《べん》など。

②実寒《じつかん》　冷えによる胃腸障害。

さらに温裏祛寒薬には強心作用や反射性に血管運動中枢を興奮させる作用があって局所の血液循環を促進することができる。そして健胃《けんい》作用も。

附子《ぶし》、乾姜《かんきょう》、肉桂《にくけい》、呉茱萸《ごしゅゆ》、胡椒《こしょう》など。

❼芳香化湿薬《ほうこうけしつやく》　湿邪《しつじゃ》が消化吸収機能を障害して起こった腹満《ふくまん》、悪心《おしん》、嘔吐《おうと》、下痢《げり》などに用いる。

厚朴《こうぼく》、蒼朮《そうじゅつ》、白豆蔻《びゃくずく》など。

❽理気薬《りきやく》　気の滞《とどこお》りを改善する。

大腹皮《だいふくひ》、枳実《きじつ》、香附子《こうぶし》、川楝子《せんれんし》など。

❾理血薬《りけつやく》　血分《けつぶん》の疾病を治療する薬物を理血薬という。血分の疾病とは、出血、瘀血《おけつ》、血虚《けっきょ》で、これを治する治療方法はそれぞれ止血《しけつ》、活血《かっけつ》、補血《ほけつ》である。ここでは止血薬と活血薬を挙げる。

①止血薬

仙鶴草《せんかくそう》、三七《さんしち》、艾葉《がいよう》など。

②活血薬

川芎《せんきゅう》、丹参《たんじん》、延胡索《えんごさく》、鬱金《うこん》、絲瓜絡《しからく》、赤芍《せきしゃく》、桃仁《とうにん》、紅花《こうか》、莪朮《がじゅつ》、三陵《さんりょう》、乳香《にゅうこう》、没薬《もつやく》、急性子《せいし》、穿山甲《せんざんこう》、水蛭《すいてつ》、䗪虫《しゃちゅう》など。

⑩補養薬《ほようやく》　主として虚証《きょしょう》に用いる。虚証は、気虚《ききょ》、陽虚《ようきょ》、血虚《けっきょ》、陰虚《いんきょ》に区別できるので、補養薬もおおまかに補気薬《ほきやく》、補陽薬《ほようやく》、補血薬《ほけつやく》、補陰薬《ほいんやく》に分けられる。

①補気薬　気が不足して、各系統的器官のはたらきの低下した状態を対象とする。

人参《にんじん》、党参《とうじん》、太子参《たいしじん》、黄耆《おうぎ》、山薬《さんやく》、白朮《びゃくじゅつ》、大棗《たいそう》、甘草《かんぞう》、黄精《おうせい》など。

②補陽薬　主として陽虚《ようきょ》に用いるが、陽虚には腎陽虚《じんようきょ》、脾陽虚《ひようきょ》、心陽虚《しんようきょ》などがある。腎は先天《せんてん》の本《もと》。だから陽虚といえば主として腎陽虚のことをさす。

腎陽虚の症状では主として全身機能の衰退が現れる。一般的な症状は、疲れやすい、寒がる、四肢の冷え、腰や膝がだるくて力が入らない。インポテンツ、夜尿《やにょう》、頻尿《ひんにょう》、咳嗽《がいそう》、呼吸困難、下痢などである。

鹿茸《ろくじょう》、蛤蚧《ごうかい》、冬虫夏草《とうちゅうかそう》、肉蓯蓉《にくじゅよう》、淫羊藿《いんようかく》、仙茅《せんぼう》、杜仲《とちゅう》など。

③補血薬　主として血虚に用いる。症状としては、顔色が悪い、頭がふらつく、目がかすむ、視力減退、疲労感、息ぎれ、動悸《どうき》、不眠、無月経など。

熟地黄《じゅくじおう》、何首烏《かしゅう》、当帰《とうき》、白芍《びゃくしゃく》、阿膠《あきょう》、枸杞子《くこし》、桑椹《そうじん》、竜眼肉《りゅうがんにく》など。

④補陰薬　主として陰虚に用いる。陰（陰液）は、先天の腎陰《じんいん》と後天の胃陰《いいん》が基本になってい

るので、主として腎陰と胃陰を滋養《じよう》するのに用いる。

腎陰虚の症状は頭がふらつく、耳鳴《じめい》、腰や膝がだるくて力が入らない、手掌の熱感、微熱など。胃陰虚の症状は、食欲不振、胸やけ、口や舌の乾燥、便秘など。

沙参《しゃじん》、西洋参《せいようじん》、天門冬《てんもんどう》、麦門冬《ばくもんどう》、玉竹《ぎょくちく》、百合《びゃくごう》、桑寄生《そうきせい》、旱蓮草《かんれんそう》、女貞子《じょていし》、胡麻《ごま》、黒豆《こくず》、亀板《きばん》、鼈甲《べっこう》など。

⑪ 固渋薬《こじゅうやく》　主として滑脱《かつだつ》に用いる。滑脱とは、大便、尿、汗、精液などがけじめなく漏れて出ること。および脱肛、子宮脱などをさす。

山茱萸《さんしゅゆ》、五味子《ごみし》、烏梅《うばい》、肉豆蔲《にくずく》、蓮子《れんし》、銀杏《ぎんなん》など。

⑫ 安神薬《あんじんやく》　作用は鎮静、精神安定。

竜骨《りゅうこつ》、牡蛎《ぼれい》、朱砂《しゅしゃ》、真珠《しんじゅ》、琥珀《こはく》、酸棗仁《さんそうにん》、遠志《おんじ》、合歓皮《ごうかんひ》、夜交藤《やこうとう》など。

⑬ 芳香開竅薬《ほうこうかいきょうやく》　主として閉証《へいしょう》に用いる。閉証とは意識障害、牙関緊急《がかんきんきゅう》、手をにぎりしめるなどの症状。牙関緊急とは咬筋《こうきん》が異常に緊張して開口が妨げられる状態。破傷風、ヒステリー、てんかんなどの際に見られる。

麝香《じゃこう》、安息香《あんそくこう》、竜脳《りゅうのう》、菖蒲《しょうぶ》、牛黄《ごおう》など。

⑭ 熄風鎮痙薬《そくふうちんけいやく》　内風《ないふう》をしずめる。風とは一種の発病性因子で、他の病邪と結びついて疾病を生じる。外風と内風に大別され、外風（風邪《ふうじゃ》）は解表薬を用いて発散させ、内風に熄風鎮痙薬を

用いる。

羚羊角《れいようかく》、釣藤鈎《ちょうとうこう》、天麻《てんま》、地竜《じりゅう》、全蝎《ぜんかつ》、蜈蚣《ごしょう》、白僵蚕《びゃくきょうさん》など。

⑮化痰止咳薬《けたんしがいやく》　痰《たん》を除き咳《せき》をしずめる。ただし、中医学でいう痰は病理学的原因によって、気《き》道《どう》、消化管、筋肉皮膚の間に停滞した粘稠な液体のことである。
前胡《ぜんこ》、川貝母《せんばいも》、天花粉《てんかふん》、竹茹《ちくじょ》、昆布《こんぶ》、海藻《かいそう》、半夏《はんげ》、天南星《てんなんしょう》、桔梗《ききょう》、杏仁《きょうにん》、蘇子《そし》、枇杷葉《びわよう》、桑白皮《そうはくひ》など。

⑯消導薬《しょうどうやく》　胃液分泌、胃腸の蠕動《ぜんどう》、食物の消化を促進する。
山楂子《さんざし》、麦芽《ばくが》、神麹《しんきく》、鶏内金《けいないきん》、莱菔子《らいふくし》など。

（『漢薬の臨床応用』中山医学院編、神戸中医学研究会訳・編。医歯薬出版、一九七九年）


外用薬と駆虫薬《くちゅうやく》を除いた漢方薬のはたらきによる分類である。

前述したように、エントロピーの排出は廃熱、廃物の形でおこなわれる。解表薬、瀉下薬、清熱薬、利水滲湿薬、芳香化湿薬、化痰止咳薬がこれを担当する。

また、エントロピーをくっつけるための熱と物が十分になければならないので、温裏祛寒薬と補養薬でこれを補う。

さらに廃熱、廃物の形にしたものを出口まで円滑に運ばなければならない。つまり気、血、水の循環をよくするために、祛風湿薬、理気薬、理血薬、芳香開竅薬、消導薬を用いる。
なんと一六分類のうちの一三分類がエントロピーの排出に携わっているのである。漢方薬がエントロピーの医学といわれる所以《ゆえん》はここにある。

〈鍼灸〉

原則的にはいずれも補瀉《ほしゃ》可能ではあるが、鍼は瀉法として、一方灸は補法として用いられることが多い。

―鍼―

施術者の技術に依存する面もあるが、本来は物理的な侵害刺激であり、西洋医学の手術にも通ずるもので、瀉法と考えてよいだろう。ちなみに近代以前のヨーロッパで静脈を刺して血液を瀉《しゃ》出《しゅつ》させる、いわゆる瀉血《しゃけつ》が治療の中心にあったことがあるが、これの効果はよくいわれたように悪い血を抜き去るということよりも、エントロピーの排出にあったと考えている。

*三稜鍼《さんりょうしん》を用いて鍼医が腫物《はれもの》の切開や瀉血をおこなうのは、まさに西洋の瀉血と同じ意味で、エントロピー排出の効果だろう。

また、鍼の素材による補瀉もいわれている。つまり金は補法で銀は瀉法、そしてステンレスも瀉法とされているが、この科学的根拠ははっきりしない。

さらに鍼の深さによる補瀉もある。浅い鍼は侵害刺激が少ないということで補。深い鍼は刺激が強いということで瀉といわれている。

こうしてみると鍼は瀉のほうに分《ぶ》があるようだ。中国医学としてエントロピー排出の一翼を担っているといえよう。

—灸—

灸も本質的には補瀉双方があるが、一般的には補の概念として使用されることが多い。

まずは刺激量によるちがい。侵襲《しんしゅう》が小さく、一度熱傷もしくは未満は補。侵襲が大きく、二度熱傷を起こしている場合は瀉と考えられている。たとえば間接灸（温灸）と隔物灸（ニンニク灸、ショウガ灸など）は補。透熱灸は瀉ということになる。

また、もぐさの質による補瀉ということもある。皮膚に与える総熱量の差で補瀉ということが一般ではあるが、高級なものほど繊細に熱を伝えて刺激がマイルドになるため補のはたらきとされるように、品質のよいものほど補のはたらきが大きいということになる。

このように灸は補と見なしてよいとすれば、廃熱、廃物のための材料を補給し、気血水の好循環にも資することになるので、これまたエントロピーの排出に一役買っていることになる。

＊三稜鍼　円柱状の鍼で、先端を三角形に研いで刃を付けてある鍼。刺絡（瀉血）に使われていたが、皮膚鍼としても応用される。

以上、鍼灸の項は盟友柳沼良鍼灸師の解説にもとづいたものである。

〈気功〉

気功の三要は調身《ちょうしん》、調息《ちょうそく》、調心《ちょうしん》である。換言すればこの三要を備えていればすべて気功である。なかでも調息は呼気によってエントロピーを排出する最大の方法である。発汗や大・小便と異なって、何回でも繰り返しおこなえるところが大きい。

生理学的には呼気で自律神経のうちの副交感神経が働き、吸気で交感神経が優位にはたらくといわれている。一般的にいって、この情報化社会、ストレス社会にあって、私たちは交感神経優位の生活を強いられている。だから呼気に気持ちを込めることによって、置いてけ堀をくっていた副交感神経を引き上げて自律神経のバランスを回復しようとする。

自律神経のバランスをはかることがエントロピー排出に利するともいえるし、逆にエントロピー排出によって自律神経のバランスを回復するということもできるのではないだろうか。

調身はどうか。調身の一つの典型である上虚下実《じょうきょかじつ》を考えてみよう。上半身の力が抜けて下半身つまり臍下丹田《せいかたんでん》、腰脚足心《ようきゃくそくしん》に気が漲《みなぎ》った状態である。反対に上半身に力が漲って頭痛肩こりを生じ、下半身に力が入らない上実下虚の状態と比較すれば、そのちがいは一目瞭然《いちもくりょうぜん》である。

中国に行ったときに、ソ連国境の見張り塔に上ったことがある。向こう側でソ連兵が銃を持ってこちらを見ているのを認めると、肩はこって頭はガンガン、足はガクガクになった。まさに上実下虚で、人間のあらまほしき状態ではないとつくづく思った。やはり人間本来のあるべき姿は、生命力を伸びやかにする、上が抜けて下が充実している上虚下実だ。

上虚下実によって自己組織化力が高まって体内の秩序性が上がり、エントロピーを出口つまり肺まで運ぶ路が整備されることになる。

そして最後の調心。一般に気功の調心は邪念を払って何かに集中できる心といわれているが、これは沢庵宗彭《たくあんそうほう》『不動智神妙録《ふどうちしんみょうろく》』の不動智に通ずるものである。この本は彼が剣禅一致を説いて、当時の幕府の剣術指南役の柳生宗矩《やぎゅうむねのり》に贈ったものである。

つまり勝つための心で、四方八方、右左と自由に動きながら、一つのことに決してとらわれない心をいう。どこにもおかねばどこにもあるという。

あるいは平常心といってもよいだろう。平常心というと、普段どおりに平衡である心であると思われているが、気功の場合はもう少し積極性を含んで、瞬間的な閃《ひらめ》きが自然に浮かぶよう、いかなる可能性に対してもつねに開かれた柔軟な心ということになろう。

不動智にしても平常心にしても、自己組織化力の高い状態であることにはちがいないので、これもまたエントロピーの増大を防ぐことに貢献している。

さらに、見落としてならないのは気功としての太極拳である。太極拳の最大の特徴は套路《とうろ》にある。套路とは連綿《れんめん》としてつづいて決して止《や》まない動きのなかでも、そのつながりがひと際緊密なものをいう。

『太極拳全書』（人民体育出版社、一九八八年）で套路について〝如長江大河、滔滔不絶、一気呵成（揚子江や黄河のように滔滔《とうとう》と流れて絶えることなく、その速さはまさに一気呵成《いっきかせい》である）〟というように、套路はつねに大河の流れに擬《ぎ》せられる。大河の流れにはいうまでもなくダイナミズムがある。

ダイナミズムが生命の躍動を生み、套路の流れとともに生命の躍動が高まって、いのちが体外にあふれ出すと私たちは歓喜につつまれる。そのいのちがあふれ出るときにエントロピーを伴って出てくるのではないだろうか。偉大なE・シュレーディンガーの説に異を唱えるようで申し訳ないが、この生命の躍動から歓喜のなかで排出されるエントロピーが最も多いのではないかと思っている。

〈食養生〉

中国の食養生の基本は漢方薬の場合と同様に弁証《べんしょう》である。それぞれの生薬に性質があるように食物にも性質がある。その性質をよく見きわめたうえで、自分の体質すなわち証に合った食物を摂るのが、すなわち食養生である。ただ自分の体質あるいは証といっても決して万古不易《ばんこふえき》なものではなく、日によって、時と場合によって多少は変化するものであるから注意しなければならない。

中国では昔から食物を考えるうえで、

温涼《おんりょう》条件（食物をすべて、温性と涼性に分けること）

補瀉《ほしゃ》条件（食物をすべて、補性と瀉性《しゃせい》に分けること）

この二つの条件を大切であるとし、二つの条件のなかでは温涼条件のほうが大切であるとしている。

緊張、興奮、機能の異常亢進、充血、炎症などを引き起こすのが温性食物。

弛緩《しかん》、沈滞、機能の異常衰退、貧血、冷症などを引き起こすのが涼性食物。

そして温性食品には、うなぎ、うに、牛肉、生姜、ニンニク、ねぎ、リンゴ、カレー、こしょう、コーヒー、酒、タバコなどがあり、涼性食品には、玄米、小麦、そば、蜂蜜、あずき、牛乳、せり、ほうれんそう、アスパラガス、きゅうり、たけのこ、トマト、柿、バナナ、西瓜、のり、昆布、しょうゆ、食塩、サイダー、茶などがある。

また、温性でも涼性でもないものを平性《へいせい》食品といい、いか、山いも、ゴマ、鯉《こい》などがこれにあたる。

次いで補瀉については、

体力あるいは元気の増加、排泄機能の障害などを引き起こすのが補性食物。体力あるいは元気の減少、排泄の異常亢進などを引き起こすのが瀉性食物。

そして、補性食品には、うなぎ、うに、牛肉、生姜、玄米、小麦、鯉、リンゴ、山いも、蜂蜜、どじょう、酒、ぶどうなどがあり、瀉性食品には、あずき、かに、せり、にら、ほうれんそう、ごぼう、ニンニク、ねぎ、コーヒー、タバコ、茶、たけのこ、アスパラガス、びわ、西瓜、昆布、カレー、しょうゆ、などがある。

補性も瀉性もあるものを中性《ちゅうせい》食物といい、ハトムギ、みかん、こしょうなどがこれにあたる。

(『漢方博士の血液サラサラ健康法』張明澄《ちょうめいちょう》。久保書店、二〇〇二年より)

たとえば、私は自分自身の体質をとりあえずは熱証で虚証であると捉えているが、すると、これに合っているのは、涼性と補性を備えた食物ということになる。

涼補の性質を備えた食物を同著から拾い出してみると、玄米、小麦、豆腐、豆乳、ハトムギ、里いも、ゆりの根、トマト、柿、鴨肉《かもにく》、バター、塩、牛乳、牡蠣《かき》、はまぐり、すっぽんといったところがある。

このなかで異常に好きなのが豆腐と塩。普通に好物といえるのが里いもと牡蠣。後は好きでも嫌いでもないというところをみると、熱証といい虚証といい、涼性といい補性といっても、いろいろなレベルがあるのではないだろうか。

いずれにしても、瀉性はエントロピーの排出、温性は廃熱のための熱の補給、補性は廃物のための物の補給と考えるならば、これもまたエントロピーの医学に通ずるものといってよいだろう。

五　日本ホリスティック医学協会設立　一九八七年

一九八二年の一一月一日に開院。中西医結合《ちゅうせいいけつごう》によるがん治療を旗印にしてはみたものの、中国医学に関してはすべてが初体験。漢方薬については、まだ北京の李岩《りがん》先生はやって来ない。気功道場は相変わらず閑古鳥《かんこどり》が鳴いているという有様で、清新の気はまちがいなく漲ってはいるものの、まだまだ中西医結合の体《たい》は成していない頃、というと一九八五年から一九八六年にかけての頃のある日、東京医科大学の内科の若き医師である降矢英成さんと山本忍さんの二人が訪ねてきた。

日本の医療に問題意識をもつ彼らがアンドルー・ワイルさんの『人はなぜ治るのか』（上野圭一訳。日本教文社、一九八四年）に触発されて「ホリスティック医学研究会」を大学のなかにつくったといい、ついてはそこでの講演の依頼をすべくやって来たという。

このときの様子をさすがに克明には憶えていないので、『ホリスティック医学』（日本ホリスティック医学協会編。二〇〇七年）に載っている「ホリスティック医学―20年の軌跡と展望」

なるわが文章から引用する。

従来の西洋医学に中国医学を加えた、いわゆる中西医結合によるがん治療を旗印にかかげた私が、彼等の目には、よほど変わった医師に映ったのでしょう。一方、こちらはというと、ホリスティック医学なんて聞いたことも見たこともありません。きょとんとした顔付きで彼等を迎えたに違いありません。ただ、日本の医療に風穴を開けようとする彼等の意図はわかりましたし、好感を抱いたこともたしかです。

さらに、『人はなぜ治るのか』も読んで、ある種のインパクトを受けていたことも好感の一助になっていたかもしれない。

そのインパクトの一つである「〈健康〉とは〈全体〉である」の章の一部を引用する。

健康（health）の語源的意味は「全体」である。この言葉は〝whole〟（すべての）、〝hale〟（健全な）、〝holy〟（神聖な）などと同じアングロ・サクソン語に由来している。〝cure〟（治療する）と〝care〟（心配する・看護）は同じラテン語からできている。治療することは気にかけて世話をすることなのだ。〝treat〟（治療する・扱う）も同じ意味の古代フランス語に由来し、ある特定の目的に向かって対処することをいう。〝medicine〟（薬・医学）もラテン語の〝medicina〟から来ているが、この語源は古代インド・ヨーロッパ語にあり、同じ語源から〝remedy〟（治療矯正する）、〝meditate〟（瞑想する）、〝measure〟（測定する）などが派生している。その語源はどうやら「秩序を立てるための思慮深い行為」といった意味をあらわしたものらしい。このように、治癒、治療、薬あるいは医学はすべて、健康という言葉が含蓄する〈全体〉のある側面を回復させる行為を示唆しているのである。

　では、健康や神聖といった重要な概念をひとつに結びつけ、それぞれに生命《いのち》を与えている全体とはいったい何なのか？　この問いに明解に答えられたら、「ホリスティック・ヘルス」などという冗漫な同義反復語は必要としなかったはずだ。

　全体にはふたつの属性がある。全体を量的に完全（complete）で、かつ質的にも完全（perfect）なものと定義すれば、それでいい尽くされている。さらに、ある理想的な全体を考えれば、それはただ部分の集合体ではなく、すべての部分が調和的に統合され、バランスを保って配列されているものがそうだといえる。完全およびバランスは、昔から神聖の象徴だとされている。健康という概念の根底にも、そのふたつがつきものなのだ。

初対面のお二人と私が、そのまま意気投合したのは、まだ見ぬワイルさんのお力だったような気がしている。

さて、ホリスティック医学シンポジウムの第一回が開かれたのが一九八七年の八月。これを受けるような形で、一九八七年九月三〇日に日本ホリスティック医学協会が発足した。初代会長には東京医科大学教授の藤波襄二氏（公衆衛生学）が就任した。

そして日本ホリスティック医学協会が初めて主催するシンポジウムは一九八八年八月七日、第一生命ホールで開かれた。題して「ホリスティック医学の課題」。演者は、老人介護の視点から医療観の改善を提言していた朝日新聞論説委員の大熊由紀子氏、患者の自立や医療の原点を提言していた大阪大学医学部教授の中川米造氏（環境医学）、ニューエイジサイエンスの価値観を医療に取り入れ協会副会長も務めた山下外科神経科の山下剛氏に加えて、健康医学センター最高顧問の多田政一氏、ホリスティックヘルスセンター穂高養生園代表の福田俊作氏、それにかくいう私という布陣だった。

学会とちがって多彩な人材が集まっているためか、あるいはホリスティック医学という前人未踏《ぜんじんみとう》の世界を前にしたためか、粗削りにして力感《りきかん》あふれる雰囲気ではあった。

私自身、ここで初めてホリスティック医学と正面から向き合ったことになる。ホリスティックの語源はギリシャ語のホロス（HOLOS）、ここから派生した語に、whole、health 、holy などがあること、さらには部分を診るのに急なあまり、人間まるごとを診ることを怠り始めた西洋医学に対する反省あるいは批判から一九六〇年代のアメリカ西海岸に起こった考え方あるいはムーヴメントであること、南アフリカ連邦共和国の大統領まで務めた思想家J・C・スマッツが一九二七年に著した『ホーリズムと進化』のなかで提唱したホーリズム（Holism 全体論）が基本概念になっていることなどを、このとき初めて知ったのである。そして、私が手掛けている中西医結合の医学も、部分とつながりを診ることによって全体を診ることになるのではないかと得心がいったのを、いまでもよく憶えている。

明けて一九八九年の第二回シンポジウムは題して「生命のネットワーキング」。ここで西洋医学の中心ではなく周辺で活躍する人々が綺羅星の如く登場した。九州大学心療内科名誉教授の池見酉次郎氏、快医学の瓜生良介氏、漢方の大家の横田観風氏、松井病院食養内科の日野厚氏の後継者の長岡由憲氏、『患者よ、がんと闘うな』（文藝春秋）の著者で慶應義塾大学講師の近藤誠氏、生きがい療法実践会の伊丹仁朗氏、赤目療養所の藤岡義孝氏、樹林気功の今田求仁生氏など。西洋医学の周辺に生きる人々の日本ホリスティック医学協会に対する期待感が伝わってくるようではないか。まぎれもなく改革、革命の雰囲気が漂ってはいる。

そして翌年の一九九〇年、第三回シンポジウムに、協会の生みの親ともいうべきアンドルー・ワイル氏が初めて登場する。題して、『「生命のネットワーキングⅡ」～生命力と自然治癒力～』

アンドルー・ワイル氏を迎え撃つ日本側のメンバーは、司会が上野圭一氏（ワイル氏の著書の翻訳で有名）と中川米造氏（滋賀医科大学教授・医学哲学）。パネラーはアンドルー・ワイル氏に加えて河合隼雄氏（京都大学教授・教育学）と野沢重雄氏（協和株式会社・代表取締役会長）。指定発言を平松園枝氏（日本サイコシンセシス研究会代表）という布陣である。

ここで生命力と自然治癒力をどのように定義し、どのような論義が繰り広げられたか、まったく憶えてはいない。ただ後年『気とエントロピー』（ほたる出版、一九九九年）のなかで、エントロピー問題の第一人者である槌田敦氏（名城大学商学部教授）と、そのものずばり生命力と自然治癒力について語り合っているのが、その符号ぶりとともになつかしい。

ちなみに、ここで私たちは、内なる生命場のエネルギーが生命《いのち》。内なる生命場のエネルギーがなんらかの理由で低下したとき、これを回復すべく生命場に本来的に備わっている能力が自然治癒力。そして生命と自然治癒力とを合わせたものが生命力と取り決めたのである。あくまでも二人の間での取り決めであるから、いまでもこれでよいと思っている。

ところでワイル氏は自然治癒力についてどのように考えているのか。『人はなぜ治るのか』のなかから紹介しておこう。

治癒は外からではなく、内からやってくる。それは、失われた平衡を取り戻そうとする、身体に本来備わった働きである。治癒が起こるのを防ぐこともできなければ（その表現を邪魔することはできても）、外部の誰か、あるいは何かから治癒そのものをもらうこともできない。治癒力は生まれながらにして備わっている。あらゆる動植物、そしてたぶん、あらゆる創造物がそうであるように、あらゆる人が生得の治癒力を持っているのだ。

病んでいる人の言葉に耳を傾けてみる。彼らが求めているのは治す薬、治してくれる人、そして治ることだ。医薬や治療家は、治療反応に触媒作用をおよぼし、治癒を妨げているものを取り除くことはできるかもしれない。しかし、最初から持っていないものを与えることはできない。治る力はその人に固有の属性があり、つねに変化する諸条件が整えば、いつでも原状に復帰できることを保証する、生得権なのだ。

ということだ。

それにしてもワイル氏は「ホリスティック医学」という言葉が好きになれないという。このことはワイル氏自身の口から聴いたことがあるうえに、彼が講演のなかでホリスティックという言葉を使わないようにしているのもたしかである。

ホリスティック医学に一貫した思想があるとすれば、それは、現行の医療が身体面にのみ関心を集中させることによって壁にぶつかっているという認識、そして、すぐれた医学は精神的・霊的次元を含む全人的存在を斟酌《しんしゃく》するべきだという認識に立脚していることだ。……にもかかわらず、今日アメリカで行なわれているホリスティック医学については、当惑の感を抱かざるをえないのだ。

という。アメリカのホリスティック医学協会が発足したのが一九七八年。この本（原題名…Health and Healing）が刊行されたのが一九八三年。わずか五年の差を考えると、当惑ということはなんとなく理解できよう。

さらに、ワイル氏自身、ホリスティック医学を高く評価しながらも、この時期のアメリカで遭遇しているかぎりのホリスティック医学に対しては苦言を呈さなければならないとして、次の二点を強調している。

①　この運動には理論的統一性あるいは一貫性がない。ホリスティック医学の旗印の下に、ありとあらゆる治療法がまかり通り、そのなかにはかなり胡散臭いものもある。

②　ホリスティックと称して、医師が非正統的治療法を無批判に採用しているところが気になる。医療は非正統であれば安心できるということでもない。

そして無批判に認めるところが気になる方法の一例として、応用キネシオロジーという診断法

（たとえば、いわゆるO・リング）を挙げている。

このワイル氏の指摘はいちいちごもっともで、この手の話にはいつも付きまとう問題である。こうして彼はホリスティック医学のかもし出すさまざまな様相を冷静かつ正確に捉えているところはさすがだ。それでもやはりホリスティック医学という名称をどうしても好きになれなかったのだろう。彼がこの世界で初めて手掛けた雑誌が「Imtegrative Madicine（統合医学）」であって、決して「Holistic Madicine」ではなかったことをみてもわかるというものである。

もちろん、一九九〇年のワイル氏来日の時点で、彼のホリスティック医学観を理解できたとは到底思えない。ただ彼がこの道のオピニオン・リーダーであることが、ある種の憧憬《しょうけい》の念とともに私のなかに植え付けられたことはまちがいない。

六　『ガンに勝つ〈食・息・動・考〉強健法』一九八七年

『ガンに勝つ〈食・息・動・考〉強健法』は私の思い出深い処女出版である。これまでの著作が二六九冊であることを考えれば感慨も一入《ひとしお》である。

本書を書くことになったいきさつを本書の「あとがき」から引用する。

はじめは、わたしの医療に対する考えかたを、病院の仲間に、より深く理解してもらいたいということと、ガンの治療についての考えかたを、患者さんに、少しでも、わかっていただき、積極的に協力していただくことによって、治療成績を高めたいという、二つの目的のために、小冊子でもと考えて、書いてみました。

しかし、できあがってみて、せっかくだから、一人でも、多くの人にみていただくほうがよいのではないかと思い、友人の寺門克君に相談したところ、講談社学芸局の荒巻宜佳氏の目にとまるところとなり、いろいろ、御指導やら、お骨折りをいただいた末に、本書が世に出ることになりました。

ということであるが、本にすることになったときに、ちょうど五〇歳の誕生日を迎えたところだったので、その記念にという喜びといささかの気負いがあったのを思い出す。

この本が上梓《じょうし》された一九八七年の二月というと開院して五年が過ぎたところである。気功道場は依然として閑古鳥が鳴いているが、これから賑わってくるという胎動を感じ始めていたような気がする。

病名告知もいまひとつだ。わが気功道場が賑わいを見せるのは、なんといっても病名告知が少しずつでも行き渡ってきてからだ。自分の病名を知ったからこそ、食事療法もよさそうだ、気功もやってみようという気持ちに駆られるというものだ。

この頃の道場の様子の一齣を紹介しよう。二、三人で朝の練功をしているところへ、入院してまもない中年の男性の患者さんがやって来て入口に立って思案顔。

「どうぞ、いっしょにやりませんかぁ」

と声をかけても、いやぁとか言って見ている。練功が一段落すると、思案顔のまま近寄ってきて、

「…あのぉ、これはがんの治療に役立ちますか？」

「えぇ、気功は中国古来の養生法ですから、免疫力や自然治癒力の向上に役立つことはまちがいないでしょうね……」、

「……自然治癒力って……なんですかぁ？」

「……簡単に言えば、人間なら誰もが身体のなかに持っている病気を治す力ですよ」

「……そうですかぁ。……どちらにしても気功ががんの治療に役立つことがわかるようなペーパー（論文）はありますかぁ？」

といった具合である。

私が『自然治癒力の高め方』（ごま書房）を上梓するのが一九九四年であるから、この時点ではまだ自然治癒力は人口に膾炙《かいしゃ》しているとは言いがたい。実際、この本の生まれた経緯を見てもそれがわかるというものである。ある月刊誌が自然治癒力についての特集を組み、その総説を私が担当することになったのである。その雑誌が出た途端に、自然治癒力についての執筆依頼が二、三の社から舞い込み、その一冊がこの本というわけだ。たしかに自然治癒力の認知度となると、それはきわめて低いものであった。

病名告知についても現在では当たり前になってしまったが、この頃はまだまだで、

ガンの〈病名告知〉ということは、いまさらいうまでもなく、非常にむずかしい問題で、

十把ひとからげというわけにはいきませんが、基本的な姿勢としては、わたくしは告知すべきであると考えています。告知することによって、治療効果が高まることが期待できるような状況では特にです。


という文章があるくらいで、まさに今昔の感に堪えないというべきか。

それでいて、ここですでに戦略の重要性について説いているから不思議である。病名を知り病態をしっかり把握したうえでの戦略なのだから。

戦略にふれる文章の冒頭に

〈戦略〉ということばは、最近の流行語のようで、ここで使用するのは、多少おもはゆい気がいたしますが、

と書いているところをみると、戦略についていろいろ取沙汰されていたようだが、まるで憶えてはいない。ただ、戦略についての名著『戦略的思考とは何か』(岡崎久彦。中公新書)が刊行されたのが一九八三年で、その後三〇年にわたるロングセラーであることを考えると、それもむべなるかなという気にもなる。そして、いよいよ戦略論である。

クラウゼヴィッツは、その有名な『戦争論』の中で、戦争とは二種類の活動があるとし、第一は、個々の戦闘をそれぞれ按配し指導する活動であり、第二は、戦争の目的を達するために、これらの戦闘をたがいに結びつけ組み合わせる活動である。前者は〈戦術〉と呼ばれ、後者は〈戦略〉と名づけられるといっています。

ここで早くもクラウゼヴィッツの『戦争論』の登場である。クラウゼヴィッツ（karl von Clausewitz 一七八〇〜一八三一）はプロイセンの将軍でナポレオン戦争に従軍。主著『戦争論』は軍事理論の古典として名高い。岩波文庫として一九六八年に刊行されている。

さらに、

すぐれた戦術は、たたかいに勝つためには不可欠ではありますが、単に戦術がすぐれているだけでなく、これを効果的に組み合わせる「戦略」というものが、よりたいせつになってきます。

手術、放射線治療、抗ガン剤、免疫療法、温熱療法、インターフェロン、TNF、その他、これでガンが治ったという方法は、民間療法もふくめて、それぞれ一つの戦術にすぎません。

ガンは、一つの戦術で勝利をおさめられるような、やさしい敵ではないようですし、単独でガンに対抗できるような、すぐれた戦術は、いまのところまだ見あたりません。
そこで、最近、〈集学的治療《しゅうがくてきちりょう》〉といって、手術、放射線治療、抗ガン剤、免疫療法などを組み合わせた、やや「戦略」的な考えが実行にうつされてきています。

とつづく。

しかし、集学的治療といっても、あくまでもその戦術は西洋医学のなかのものに限られるので、数は知れている。三大療法に発展途上にある免疫療法が加わるだけであるから、たかだか数種類くらいのものです。威力を発揮するためには、多くのすぐれた戦術を広く世界に求めて……

と書いている。つまり、代替療法《だいたいりょうほう》も選択肢のなかに入れていくのである。
さらに、戦略とは戦術の統合である。統合とは足し算ではなくて積分《せきぶん》である。積分するということは双方を一旦、ばらばらに解体した後集め直して新しい体系を生み出すことであるから、これは並大抵のことではない。さすがにこの時点ではそこまで踏み込んではいない。しかし、さらに多くの紙面を戦略のために割いているところをみると、戦略の重要性については十分に認識していたようだ。

さて、次にこの時点で漢方薬と気功がどのような展開を見せていたかを窺ってみたい。まずは漢方薬である。わが病院におけるがん患者さんに対する漢方薬治療については李岩《りがん》先生が来日して、その基礎づくりをしてくれたことは先述のとおりだ。

李岩先生が新設成った中日友好医院の副院長に栄転されるや、来日が速やかに決まって、待ちに待った一九八五年七月一日、先生は「你好《にいはお》！　你好！」と言いながら私たちの前に現れたのである。そのときの喜びが昨日のことのように思い出される。

『ガンに勝つ〈食・息・動・考〉強健法』の上梓までに一年七ヵ月あるわけであるから、その間にさらなる来日が二度ほどあるとみてよい。だから彼の指導は十分に現実になって、わが病院に根づいていたはずだ。

李岩先生はがんの原因を漢方医学的に四つに大別。

①毒熱蘊結《どくねつうんけつ》（熱がこもって毒になる）
②痰凝毒聚《たんぎょうどくじゅ》（水分が固まって毒になる）
③気滞血瘀《きたいけつお》（気の滞りと血液のうっ滞）
④正気不足《せいきぶそく》（正気が不足する）

それぞれに対応する治療は以下の四つである。
①清熱解毒法《せいねつげどくほう》（熱を下げ、痛みを取る）
②軟堅散結法《なんげんさんけつほう》（堅い部分をほぐしてやわらかくする）
③活血化瘀法《かっけつけおほう》（血液のうっ滞を取り去り血のめぐりを改善する）
④扶正培本法《ふせいばいほんほう》（正気を助け、生命の源を培う）
当時おこなわれていた、それぞれの典型的な処方を挙げると、

①清熱解毒法
〈＊湯方《とうほう》〉（単位：グラム）
白花蛇舌草《びゃっかじゃぜつそう》10、山豆根《さんずこん》5、金銀花《きんぎんか》10、白毛藤《はくもうとう》10、黄芩《おうごん》5、青蒿《せいこう》5
〈エキス剤〉
黄連解毒湯《おうれんげどくとう》
白虎加人参湯《びゃっこかにんじんとう》
②軟堅散結法
〈湯方〉（単位：グラム）

魚腥草《ぎょせいそう》10、瓜楼《かろ》15、白姜蚕《はっきょうさん》7、夏枯草《かごそう》10、露蜂房《ろほうぼう》5、牡蛎《ぼれい》10

〈エキス剤〉

五積散《ごしゃくさん》

麻杏薏甘湯《まきょうよっかんとう》

③活血化瘀法

〈湯方〉（単位：グラム）

丹参《たんじん》10、莪朮《がじゅつ》5、赤芍《せきしゃく》10、紫根《しこん》5、紅花《こうか》5、白毛藤《はくもうとう》10

〈エキス剤〉

疎経活血湯《そけいかっけつとう》

④扶正培本法

〈湯方〉（単位：グラム）

黄耆《おうぎ》15、女貞子《じょていし》15、霊芝《れいし》10、薏苡米《よくいまい》15、寄生《きせい》10、白朮《びゃくじゅつ》7

〈エキス剤〉

補中益気湯《ほちゅうえっきとう》

牛車腎気丸《ごしゃじんきがん》

＊湯方　生薬を煮出して（煎じて）薬をつくる方法。

十全大補湯《じゅうぜんたいほとう》

ということになる。

もちろん、これは基本中の基本で、その他にもたくさんの処方があるが、これらの処方はそのままの内容でいまでも多用している。

次は気功であるが、前述したように最初は和製の気功で出発した。すなわち調和道丹田呼吸《ちょうわどうたんでんこきゅう》法《ほう》、八光流柔術《はっこうりゅうじゅうじゅつ》、楊名時太極拳《ようめいじたいきょくけん》の三功法である。これに中国の気功が加わってわが道場のレパートリーが増えていくわけだが、その端緒《たんしょ》は北京の看護師さんである楊秀峰さんの「宮廷二一式呼吸健康法」と、上海は曙光医院《しょこういいん》の中医師である黄健理さんの「放松功《ほうしょうこう》」だったはずだが、本書ではこの二功法には一切ふれていない。ということはこの二つともこの本の執筆の終った後に登場したのではないだろうか。

そして、それまで院内の道場だけで黙黙とつづけてきた私が初めて本場中国の気功と接したのが一九八八年の国際上海気功シンポジウムである。それ以来、主として上海経由でやって来た気功がわが道場のレパートリーを増やしていくことになる。

七　『ガンを治す大事典』　一九九一年

前述したように、わが病院の気功道場が賑わいを見せ始めるのが一九八〇年代も押しつまってから。これに合わせるように漢方薬のマーケット・シェアも高まってくる。と同時に、中国医学以外の代替療法《だいたいりょうほう》を持ち込んでくる患者さんがぼちぼちと現れてくる。

家族や知人のすすめによるものだろうが、こんな方法をすすめられたのだが、やってもよいだろうかと、おずおずと相談に来るのである。身心にやさしくて、価格が適正であれば、原則として取り入れていただくというのが私の基本態度だった。

それでもそのメカニズムや効能についてはいまひとつはっきりしない。ただやみくもにやってみるのではなく、なんとか効能別にでも整理して、使いやすくできないだろうかと思案するようになった頃、第二回国際上海気功シンポジウムで知り合い、それ以来、何かと交流を重ねていたライターの小原田泰久さんがやって来て、がんに対する代替療法を集めて一つ一つ解説して、患者さんに重宝がられるような本をつくろうではないかという話が持ち上がっていて、帯津先生には是非とも一役買っていただきたいと言う。

文京区の音羽《おとわ》にある大塚警察署の向かいの喫茶店に関係者が集まって意見を交わして、次のような工程と役割分担が決まった。
○これでがんが治るといわれている代替療法をリストアップする。今回は国内に限る。担当は株式会社企画者104（横田誠代表）。
○リストアップされた療法の主宰者に対して、取材を依頼する手紙を書く。帯津が担当。
○依頼を受諾してくれた療法の主宰者のもとに出向いての取材。小原田泰久他二名のライターが分担。
○取材原稿を整理して執筆。帯津が担当。
○執筆原稿から本の体裁に。企画者104が担当。
○発行は二見書房が担当。
工程は速やかに進んでいったが、思わぬ齟齬《そご》が二件出来《しゅったい》。

その一つは、取材を担当するために加わってくれた二名のライターさんは、いずれも医学畑を得意とする方である。それだけに初めて接する代替療法の衝撃はいかにも大きかったようで、一人はとてもやっていられないと言って役割を下りてしまったのである。

さらにもう一人は反対に玄米菜食にのめり込んで家庭不和を来たしたと言う。ということで取材能力のダウンが小原田さんの上に重く伸しかかってきたのである。

もう一つは、取材原稿のなかにはいかにもいかがわしいものが少なくなく、二〇件ほどは削除しなければならなかったことである。多少はあると思っていたが、これほどとは思わなかった。陳謝の手紙を差し上げたが、快く取材に応じてくれた方々である。申し訳ない気持ちでいっぱいだった。

掲載に至った代替療法は次の如くである。

心理療法		
生きがい療法（伊丹仁朗）	心身医療（河野友信）	心身一体療法（本宮輝薫）
サイモントン療法	芸術療法	

食事療法		
マクロビオティック	自然薬法（漢方堂）	青汁療法（遠藤仁郎）
ゲルソン療法	光十字療法	メイ牛山、果物・野菜療法
医聖会栄養療法	体質別健康法（長谷部南宗）	森下式自然医学療法
加藤式粉ミルク断食	ニンジンジュース療法（石原結實）	ワカメ・コンブ療法（北里大学）
甲田式少食療法		

健康食品

- 古梅霊芝《こばいれいし》
- 純粋米酢（健康医学社）
- 乳酸菌生産物質
- SOD強化食品
- タヒボ茶
- 姫マツタケ（岩出菌学研究所）

免疫療法

- 佐藤式免疫監視療法（佐藤一英）
- 蓮見《はすみ》ワクチン
- 尿療法（中尾良一）
- 新リンパ球療法（竜岡門クリニック）
- 光十字療法

薬物療法

- アミグダリン
- オキシゾン（オゾン）療法（O・Xクリニック）
- Ge132療法（ゲルマニウムクリニック）
- MMKヨード（森時孝）

温熱療法

- 遠赤外線療法（ビーム工業）

ハリ・灸療法療法

- 三井式温熱療法（三井と女子《めこ》）
- 濱口式ハリ治療（濱口智子）
- ビワ葉温圧療法（千駄ヶ谷）
- 真空浄血療法（健康医学社）
- ビワ葉温圧療法（高輪）

気功療法		
真圧心療道（真気功）	自然運動療法（みどり会保養所）	超意識パワー（砂生記宣）
漢方薬療法		
佐藤式生薬療法（佐藤昭彦）		
総合療法		
快医学（瓜生良助）	西式健康法（渡辺医院）	天林式総合療法（天林常雄）
施設		
赤目《あかめ》療養所（藤岡義孝）	健康道場コスモポート（吉丸房江）	穂高養生園（福田俊作）
帯津三敬病院（帯津良一）	田子《たっこ》病院（横内正典）	みどり会保養所（井上明）

以上、五一療法である。しかし、ただ集めただけではない。そこにはがん治療の理念というものが息衝《いきづ》いている。「はじめに」の後半を紹介したい。

次に、一部ではありますが、ガンの治療が西洋医学一辺倒ではなくなり、東洋医学はもちろんのこと、いわゆる代替療法を併用することも決して珍しいことではなくなってきました。高度の先進技術を持った西洋医学は最高の技術は提供しましょう。しかしあとは知りませんよ、という冷たさがあるのに、東洋医学や代替療法は撫《な》でたり摩《さす》ったりの暖かさがあります。その結果、患者さんを包む雰囲気が温かくなり、当事者の間につよい連帯感が生まれます。

そして、何よりも戦術が豊富になることによって戦略が多様化し、どの戦略を選択していくかというところで患者さん自身の意志が反映される。つまり自己の治療計画に参加する度合いが深くなります。自分が自分の治療の主役になることによって初めて病《やまい》を自己実現の過程として捉えることができます。

一人でも多くの人に病のなかでよりよく生きていただきたい、そして病を立派に克服していただきたいという願いから本書は生まれました。


医療というものが、身体の一部に生じた故障をあたかも機械を修理するようになおしていく〝治し〟と、内なる生命場のエネルギーの向上をはかる〝癒し〟との統合のうえに成り立っているということに気づきさえすれば、この本の存在意義も明らかになるというものである。

それにしても『ガンを治す大事典』という題名が最初は気に入らなかった。あまりにも下世話すぎると思ったからだ。しかし少しなれてくるとそう悪くもないなと思うようになった。何よりも患者さんが「大事典」、「大事典」と親しんでくれるのがわかったからだ。この題名をつけたのは二見書房さんであるが、さすが、餅は餅屋と納得したものである。

さて、この本がいよいよ店頭に並ぶという日の前日、晩酌をしながら、ある種の不安が胸を過《よぎ》った。それは折角取材に応じていただきながら、私の判断で没《ぼっ》にしてしまった二〇人ほどの方々のことである。私の謝罪の手紙で一応は納得したものの、でき上がった本を見て、あらためて怒りが込み上げてきて、お叱りを受けるのではないかという不安である。

この日、もう一人、不安に駆られた人がいる。全国を駆けめぐって取材をし、さらに編集にも携わってくれた小原田泰久さんである。いまでもその傾向がないわけではないが、エビデンスが乏しいという理由で代替療法を排斥する向きが、医学会の中枢はもちろん、一般のメディアのなかにも少なくはなかったのである。だから、この本が店頭に現れるや否や、われわれは袋叩きに会うのではないかと不安を小原田さんは抱いたというのである。

ところが、実際に蓋を開けてみると、二人の不安は、まさに杞人《きじん》の憂《うれ》えであった。世間は平静そのもの。わずかであっても聞こえてくるのは歓迎の言葉だけである。まずは日本ホリスティック医学協会の同志である上野圭一さんが、いずれかの誌上を借りて応援演説を打ってくれた。

また、まだその頃は直接の面識はなかった作家で画家の宮迫千鶴さんの提案で、ある月刊誌で、この本を叩き台にして代替療法について彼女と対談をおこなうことになった。彼女の代替療法に対する見識の高さに舌を巻くとともに、ある種の盟友としてのお付き合いが始まったのである。

後年、私が主催するイギリスはキャンベリという町のスピリチュアル・ヒーリングのツアーに彼女が参加したことについては、後項を読んでいただくことにして、何よりも忘れられないのは、彼女が病を得て、私の病院から笑って旅立っていったことである。

あるとき、彼女が急性腹症のために緊急手術を受けたということが伝わってきた。病院が遠方であったのと、急性腹症なら原因は何であれ、一旦は回復することはまちがいないので、お見舞いにも行かず、さして気にも病まず過ごしていたところ、しばらくして、急性腹症の原因が悪性リンパ腫であることが伝わってきた。

えっ！　悪性リンパ腫！　となればなんといっても抗がん化学療法の適応である。とつおいつ思案しているところへ、彼女自身が池袋のクリニックに現れたのである。顔色もいいし立ち居ふるまいも以前のままの彼女である。ほっとしたところで彼女の弁。化学療法の適応であることは十分に理解しているので、これを拒否するつもりはさらさらないが、その前にビタミンCの大量療法をやってみたいのだと言いながら、そのことを書いた本を私に示す。

とにかくビタミンC大量療法を受けさせてください。もしうまくいかなかったら、そのときは先生のところに戻ってきますから、と言って笑いながら帰っていったのである。その際、彼女が言い残していった言葉をいまでも忘れられない。

いろいろ本を漁《あさ》り、沈思黙考《ちんしもっこう》を重ねてきた結果、死後の世界は存在するという結論に至った。だから死も決していといませんので、ご心配なく。

しばらくして彼女は川越の病院に入院してきた。ビタミンC大量療法の結果が思わしくなかったのだ。そのうえに腎機能障害も合併、先日クリニックを後にしたときとは別人のような憔悴ぶりである。

とても化学療法という状態ではない。分子標的薬のリツキサン®をわずかに用いながら、全身状態の回復をはかる。やっと全身状態が上向きになり、彼女らしい笑みが戻ってきて、ほっとするのも束の間、ふたたび悪化の道をたどり、意識が低下していく。しかし、苦悶の表情はない。死後の世界を確信しているからこそなのだろう。

ご主人の谷川晃一さんも付き添っているが、少しもあわてない。奥さんの影響著しく、彼も死後の世界の存在を信じているのである。その谷川さんの話によると、死期がいよいよせまりつつあるとき、突然、彼女が大声で笑ったというのである。

そして、

「帯津先生って、おかしいわ！……加速しろって言うのだから……」

とはっきりと喋ったそうだ。

ちなみに、これは私の攻めの養生論のことである。攻めの養生とは、日日、内なる生命場のエネルギーを高めていき、死ぬ日を最高に、その勢いを駆って死後の世界へ突入するという、わが養生論である。死の壁を目前にしたら、一気に加速して猛スピードで死後の世界に突入していく。このことを彼女が笑ったのである。おそらく彼女自身加速しようとして転んだのではないだろうか。彼女もまた、死後の世界で会いたい人の一人である。

さらに発刊後かなり経ってからのことであるが、私の患者さんの一人の女性が診療室に入るや否や、

「先生！……ばっさりやられていますよ！　今月号のB月刊誌を見てみなさいよ……」

すぐに職員をやって買い求める。

著者は辛口の極論で有名な近藤誠氏。近藤氏はかつて日本ホリスティック医学協会のシンポジウムに出てくれたこともあり、日本の医療に風穴を開けてくれた人として好感を抱いていたのだ。その彼が、エビデンスが乏しい代替療法を駆使する帯津がいけない。第一、『ガンを治す大事典』とは何だ！　ガンは治すものではない！と。これも一つの態度にはちがいない。これが本書に対する唯一の批判だったかもしれない。遠いあこがれの日の思い出ではある。

八　NHK「気功専科」一九九二年

現在では教養学部の理科Ⅲ類に入ると、そのまま医学部に進学するというのが東京大学の制度であるが、昔、われわれの頃（一九五四年入学）は、まず教養学部の理科Ⅱ類に入り、二年後に医学部の進学試験を受けて合格した者が医学部に進むという制度だった。

この進学試験がかなりの難関で、浪人中の学生と他の大学からの学生を含めて七倍ほどの激戦区であった。もう一つ、理科Ⅱ類は医学部志望の学生だけではなく、薬学部、理学部、農学部などの混成軍であった。

医学部進学試験に落ちると、第二志望の学生を受け入れる余裕のある科に進むか、翌年に再挑戦するかのどちらかであるが、再挑戦する場合は一旦退学しないと受験資格が得られなかった。

私が籍を置いた昭和二九年入学理科Ⅱ類七組というクラスは総員七〇名。うち女性は四名。二年足らずの付き合いなのに、毎年クラス会を催している。八〇歳を超えて人恋しくなったのと幹事の皆さんが熱心なためにちがいない。

それでも若い頃はそれほどではなかった。じつは湾岸戦争が終った日、つまり一九九一年の二月のある日に久しぶりのクラス会が開かれたのである。当時、朝日新聞社の社長を務めていた松下宗之さんがポケットベルが鳴って席をはずし、帰室するや否や、皆さん！　ホット・ニュースです！　と言って湾岸戦争の終結を告げたので、よく憶えているのだ。

その日、私の隣に坐ったのが小木曽友さん。たしか農学部の農芸化学科を卒業してアジア文化会館に就職。後に長いこと理事長を務めた。そのときはまだ理事長さんではなかったはずだ。二人の間では気功のことが話題になっていたが、その内容についてははっきりとは憶えてはいない。

一九九二年が明けてまもなくの頃、NHK教育テレビのディレクターさんが訪ねてきた。テレビで気功の番組をつくりたいので、太極拳の楊名時《ようめいじ》先生に相談したところ、まずは帯津先生のところへ行きなさいと言われたのでやって来ましたと言う。いろいろ話し合った後、正式のゴーサインが出ましたら、あらためてお願いに来ますから、それまでにどなたに出演していただくか考えておいてくださいと言って帰っていった。

何日かしての電話。ゴーサインが出ました。ただし時間がせまっています。これからあれこれ人選している暇はありません。先生ご自身でやってください。……まずはテキストブック作りです……。

それからは目が回るような忙しさだ。まず講師は私自身が務めると腹を決める。功法と出演者も外部に発注している時間はない。うちの道場のスタッフで固めるしかない。
当時のうちの道場の功法とスタッフを挙げると、

①放松功《ほうしょうこう》　黄健理
　保健功《ほけんこう》　黄健理
　按摩功《あんまこう》　黄健理
②調和《ちょうわ》道丹田《どうたんでん》呼吸法《こきゅうほう》　帯津良一
③八段錦《はちだんきん》　帯津稚子
④楊名時《ようめいじ》太極拳《たいきょくけん》　帯津稚子
⑤宮廷二一式呼吸健康法　楊秀峰

放映は一九九二年四月一〇日から六月二六日までの金曜日の午後九時三〇分から一〇時の三〇分番組で計一二回。この一二回にこれらの功法をどう塩梅《あんばい》するかをまず考えてみた。そうそう多くを盛り込めるものでもない。ＮＨＫさんの意図するところでは、とりあえずは太極拳を気功とは考えていない節《ふし》があるので、まず太極拳を外す。次いで気功についても、あくまでも中国における気功を考えているようなので調和道丹田呼吸法を外すことにした。

放送で取り上げることにした三功法について紹介しよう。

〈放松功〉

黄健理さんは上海市曙光医院所属の中医師。日本気功協会の山本政則会長の紹介で、うちのスタッフに。

古代の気功のなかに委身法という功法があった。委身とは身を投げ捨てるという意味で、心身を十分にリラックスさせることを目的とした功法である。この委身法のなかで隋や唐時代のものを整理し、一九五〇年代に上海気功療養所で開発されたのが、この放松功である。

〝松〟とは、ゆるやかである、張りつめていない、あるいは余裕があるという意味で、心身がリラックスした状態を示す。〝放松〟となると、綱や帯をゆるめる、手に持っていたものを放す、あるいは力を抜くといったリラックスするための行為を示す。

放松功にもいくつかの種類があるが、ここで取り上げるのは「三線《さんせん》放松功」といい、身体の両側と前、さらに後ろに一本ずつの線、合計三本の線を想定し、この線を一本ずつ上から下にゆるめていくものである。

たとえば第一線では、まず頭の両側に意識を集中し、「松（ソーン）」と暗誦《あんしょう》しながら、この部分をゆるめる。次に首の両側、さらに両肩というように上から下にゆるめていくのである。

〈八段錦〉

八段とは八つの動作、錦は珍しく貴いという意味だから、八つの珍しく貴い動作を組み合わせた功法、ということである。八段錦がいつ頃、誰によって始められたか定かではないが、八段錦の名称が歴史の上に初めて現れるのは南宋の歴史家、洪邁《こうまい》（一一二三〜一二〇二）の著した『夷《い》堅志《けんし》』だといわれている。

八段錦は*動功でありながら、下半身は固定されてほとんど動かないので、場所を取らない。いつでもどこでもそのままできる。それに動き全体が比較的簡単なので、誰もが親しみやすい感じをもつ。それでいて気功としては、じつによくできている。

簡単な動きのなかに経絡《けいらく》への配慮が行きとどいていて、どの動作をしても、その所定の経絡が刺激されるようになっている。そのうえ両手首の緊張と弛緩《しかん》がリズムをもって交代するようになって、手首に配置されている原穴《げんけつ》（原とは、*十二経の根本にある臍下腎間《せいかじんかん》の動気をさしたもの。原穴とはこの原気《げんき》の象徴となる経穴《けいけつ》のことであって、原気の不足しているときには、この経穴を用いて自然治癒力を増大させる）がつねに刺激されるようになっている。

〈宮廷二一式呼吸健康法〉

楊秀峰さんは北京出身の看護師さん。彼女の身元引受人の方の紹介でやって来た。看護師とし

＊動功　身体を動かしながらおこなう気功。太極拳、八光流柔術などがこれにあたる。一方静功とは、身体を静止したまま気を動かす気功。坐禅やさまざまな瞑想がこれに該当。

＊十二経　十二経脈、十二正経ともいう。各経脈はそれぞれ一つの臓腑（内臓）に対応している。経脈に沿って経穴（ツボ）が存在し、気・血が満ちあふれている。

て私の病院ではたらきたいと言う。日本の国家資格はない。それではたらいてもらうわけにはいかないと申し上げたところ、泣きながら、気功もできるがどうかと問う。

そこで、少し動いてもらったところ、これは只者ではない。相当な手足《てだ》れと見たので、さっそく、わが気功道場のメニューに参加してもらうことにしたのである。

功法のなかには、世に知られることもなく一子相伝《いっしそうでん》を守って、代々伝えられてきたものも少なくない。この宮廷二一式呼吸健康法も、そのような気功の一つで、楊秀峰さんの生家に代々伝えられたものである。

もともとは清（一六一六～一九一二）の時代に、宮廷で健康法としておこなわれていたもので、詳しい経緯はわからないが、この功法が楊秀峰さんの祖母に伝えられ、さらに秘伝として彼女に伝えられたという。

この功法は典型的な動功である。動きの基本は「虎、鹿、熊、猿、鶴」の動きを模した「五禽戯《ごきんぎ》」である。その基本の上に二一の動作のそれぞれが、特定の経絡を対象として、その経絡を整備し気の流れをスムースにするように編まれている。

さらにこの功法の特徴は身体をひねる動作が多いことだ。このひねりによって経絡を、より活性化しているのではないだろうか。

人選と構想ができたら、テキストの作製である。日本放送出版協会の谷口千秋さんを中心にしたスタッフが乗り込んできて、気功道場を舞台に、あっという間につくり上げてしまった。まさに怒涛の勢いとはこのことだ。

にもかかわらず、テキストのでき栄えは上上だ。さすがはＮＨＫさん。いま見ても少しも見劣りはしない。新品のようにかがやいている。

まず、表紙に「ＮＨＫ趣味百科　気功専科　講師・帯津良一」とあり、扉には私を中心にした道場での練功風景が載っている。この大勢による練功風景に登場するのは全員が女性で、山田幸子総師長を中心に看護師さんたちと心理療法士さんたちで、扉の他にもテキストのなかで何回か登場する。

しかも、ここに登場する看護師さんはいずれも師長や主任クラスの人々である。看護師さんたちの間に、いかに気功が浸透していたかを物語っている。彼女たちのほとんどは、中西医結合やホリスティック医学にあこがれて就職してきたわけではない。ここはなんといっても山田総師長の力だろう。皆さん総師長に誘われて始めたものの、次第に気功が好きになっていったのではないだろうか。

次に、一二日間の放映に一つ一つ題名をあしらっている。すなわち、

一、気を入れ、気を出す

二、腎臓を強くする
三、快便ですっきり
四、リラックスには気功の基本
五、胃腸を整える
六、心とからだの疲れをいやす
七、気力を充実させる
八、胃腸は健康のもと
九、若さを保つ
一〇、心を豊かに
一一、いのちの元を養う
一二、あふれる生命力

さらに、各章毎に気や気功に関する解説を最後の頁に載せている。

収録はＮＨＫのスタジオで二週間に一度。二回分ずつ。気功を習う生徒役の職員もいっしょに通ったものである。

放映が始まってまもなく、アジア文化会館の小木曽友さんからの電話である。ＮＨＫさんが主催で講師があなただとすると、もう気功も市民権を得たといってもよいだろう。アジア文化会館でも、すぐにでも気功教室を開きたいので相談に乗ってくれと言う。

六月いっぱいで放映が済んで、まもなくアジア文化会館の気功教室が始まった。黄健理さんの放松功と楊秀峰さんの宮廷二一式呼吸健康法を交互に配して、週一回の教室。双方とも、すぐに賑わいを見せたが、殊に放松功は至って地味な功法なのにもかかわらず、熱烈なファンがついて、人気は上上、予想外の展開にうれしい悲鳴を上げたものである。

教室の開講の日に、私が講演をして、お役目は済んだと思っていたら、この後も、気功教室の一環として、実技指導とは別立てでつづけたいと言う。年に五回で、一〇〇回やってくれと言う。えっ！　一〇〇回？　おい二〇年かかるぜ！　とおどろいたが、たしかに二〇年かかって一〇〇回完走したのにはもっとおどろいた。わが人生の宝物の一つとして感謝している。

この講演を途中で小木曽友さんがまとめてくれて、二冊の本を上梓《じょうし》できたのも、また感謝である。

『気・甦る生命場』（スリーエーネットワーク、一九九五年）
『ガンと気功と代替療法』（スリーエーネットワーク、二〇〇一年）
最後に、「気功専科」がどのくらいの視聴率を上げたか『気・甦る生命場』から引用したい。

自分で言うのもおかしいのですが、ＮＨＫの方がお蔭さまであの番組は非常に評判がよかった、と言って喜んでいました。そして私に、第一回目の視聴率は先生どのくらいだったと思いますかと聞くんです。私は視聴率なんていうのはどうやって計算するのかも知りませんし、視聴率で知っているのはせいぜい久米さんのニュースステーションが二〇パーセント前後だということくらいです。久米さんほどはもちろんいかないだろうと思いましたけれども、何パーセントという具体的な数字が出ませんので、はてとぼんやりしていたら、二・四パーセントだと言うんです。二・四パーセントというのは少ないと思うでしょうとそのNHKの方が言うんです。だけど、教育テレビで二パーセントを超えるということははじめから期待していないのだそうです。かなりいい番組でも、一パーセントいかないということで、非常に喜んでくださいました。私にとっても気功というものを世の中に認めてもらう一つのチャンスにもなりましたし、ある程度それがかなえられたというような気もして、ほっとしているところです。

わが気功道場の現状と比べると、この頃のほうがはるかに活況を呈していた。このことはひとえに総師長の山田幸子さんのおかげであると往時を偲んでいるところである。

九　ホピ族訪問　一九九四年

一九九四年八月、私は映画監督の宮田雪氏の案内で、真気功の中川雅仁氏、ライターで親友の小原田泰久氏とともに、アメリカはアリゾナ州にある、アメリカンインディアンのホピ族の住むホテヴィラ村を訪れた。

それまでアメリカンインディアンにまったく関心のなかった私がどうしてホピ族を訪れることになったのか。まずは同行の小原田さんが著した『ホピ的感覚―予言された「浄化の日のメッセージ」』（ＫＫベストセラーズ、一九九五年）から引用したい。

……その偉大な力からのメッセージを伝えるメッセンジャーが、現代にはたくさん出現している。イルカもそういった役割を持っているのだろう。そして、本書で取りあげたインディアンも、今ではその一部の人だけにしか残されていないが、偉大な力と交信できる能力を持ちつづけてきた。

科学文明が時代の主導権を握って以来、人類は便利さからいえばこのうえない理想的な社会を手に入れることができた。彼らインディアンは、そんな現代社会に人類が自然から遠く離れてしまうことへの危惧の念を抱き、彼らが聞き続けてきた偉大な力の声を、世界に向けて懸命に発してきた。しかし、そうした真実の声は無視され続け、インディアンという存在が神秘性を前面に押し出した興味の対象として扱われたにすぎなかった。

彼らの声が、今、世界に響きつつある。消えてしまいそうになってしまった声が、小さな輪から大きな輪へ、隣の人からその隣の人へと、共鳴現象を起こしながら拡がっているのである。

…………

宮田氏は一九七七年から、アメリカ・インディアン、ホピ族のメッセージを映像に収めてきた。ホピ族の人々の生きざまを通して、今という時代がどんな状況にあるのかを、世界に訴え続けているのである。

宮田氏は、インディアンたちの沈んだ目の奥にある人類に向けたメッセージを聞くことのできる数少ない一人であった。一九七七年、ホピ族のメッセンジャーと出会ったことがきっかけで、人生の大半をインディアンの地で暮らし、彼らのメッセージを映像として残す仕事に専念することになったのである。

…………

そんな状況が何年か続き、ついに待ちに待ったその時期を、宮田氏がホピ族訪問という最高の舞台を添えて運んで来てくれたのである。

中川氏が、まず宮田氏の持ち込んできた話の重要性を感じ、アリゾナ行きを決めた。

その中川さんから私に誘いの電話である。初めはいささかためらったが、中川さんの強い気持ちにほだされて同行することにしたのである。

八月一五日の朝、中川さん、小原田さんそして私の三人はハワイ、ロサンゼルス、フェニックスを経由して、アリゾナ州のフラッグスタッフという町に到着した。

空港には宮田さんが、友人にして協力者の大場正律氏とともに、大きなワゴン車を従えて待っていた。私たちは町のレストランで朝食を摂った後、スーパーマーケットでミネラルウォーター、果物などを買い込んだ。このスーパーで、アイム・ソウリィと言いながら私の傍《かたわ》らを抜けていった、インディアンの青年の瞳に宿ったかなしみを、この旅の象徴であるかのごとく、いま以て忘れることができない。

ホテヴィラ村までは、およそ三時間の旅。真っ直ぐに地平線まで伸びる道はモンゴルの草原を彷彿とさせるが、こちらは草原ならぬ赤土の大平原である。しかも削り取られたような赤土の台地がそこかしこに点在しているところは、まさにジョン・フォード監督の世界。「黄色いリボン」（一九四九年、ジョン・ウェイン、ジョーン・ドルー）や「リオ・グランデの砦」（一九五〇年、ジョン・ウェイン、モーリン・オハラ）が蘇ってくる。

村に着くと、まずはホピ族の長老、マーティン・ガスウィスーマ氏のお宅へ。木と土でできた掘建小屋のような家だ。居間は広く、やたらと置いてある物が多く、物置の観無きにしもあらずだが、板戸を開けて心張り棒をかっただけの横長の窓からは地平線に向かって広がる広大な赤土の平原を望むことができる。

食事を振る舞われたが、小振りの生《なま》の人参をかじったことだけを憶えている。話はインディアンの言葉を英語に、さらに日本語にと二度、訳すので、まだるいうえに時差ぼけが加わって、よく理解できなかった。

そこで、また小原田さんの本からの引用。

マーティン氏は、ホピ族に何千年も前から伝えられている預言を、次代に伝える役割を託されていた。その預言は、物質文明にどっぷりつかってしまった人類に対する警告でもあった。しかし、村に近代文明が入り込むにつれて、マーティン氏の言葉を聞き入れようとする村人は、どんどん減っていった。ホピ族の若者たちは、いつしか迷信めいた預言にこだわっている長老を邪魔者扱いし、彼に対して、危害を加えようとするまでになったのである。

つまり、ホピ族は伝統派と近代化派の二派に分裂していたのである。それは私たちが集落内を歩いていると、近代化派の誰かに尾行されている感じを拭い去ることができなかったことをみてもわかる。

話は変わるが、ホピ族の村の近くにナバホ族と呼ばれるインディアンたちがいる。宮田さんの話では、かつてアリゾナやニューメキシコではウラニウムが掘られていて、その採掘現場や精錬所ではたらいていたのが、もっぱらナバホ族だったのである。

いまでもナバホ族は多くの被爆者をかかえている。ナバホの居留地には被爆者のための専門の病院があり、当時でも多くの入院患者をかかえていたのである。宮田さんの意図だと思うが、この入院患者さんたちに中川さんの気功による治療をという企画もこのたびの旅行のなかに含まれていたらしい。

被爆者たちのコーディネイター的な仕事をしている青年の案内で、中川さんと私が、そこの院長さんに会いにいった。応接室でいろいろ話し合ったが、結局のところ、入院患者さんの気功治療は叶えられなかった。それはそうだろう。見も知らぬ国の見も知らぬ人が突然やって来て、治療させてくれと言ったって、院長さんとしては土台無理な話というものだ。

そこで、しかたがないので、青年の発案で、コミュニティ・センターを借りて気功治療をおこなうことになった。どのような手段で通知したのか、最初、数人のインディアンがやって来て、外気功を受けて帰ると、次々とやって来て、大勢の人々がトラックでやって来るような賑わいぶりだ。

グループ毎に両腕を大きく拡げて気功治療をこなしていた。さすがの中川さんも疲れてきたらしい。先生もやってよ！と私に促すので、私も見様見真似で両腕を拡げてお手伝いと相成った。私自身はこうした外気功の経験は当時はなかったが、心を込めさえすれば、中川さんのつくる場のはたらきの一助とはなったにちがいない。私にとってもよい経験ではあった。

ホピの預言が刻んである岩は、決して特別の岩ではなく、預言の絵柄もごく簡素で、これだけで、預言の真意を読み解くのは大変だ。ざっと眺めただけで、それ以上の思考は止まってしまったが、写真におさめようとしたら、シャッターが下りない。カメラの不具合と思っただけだったが、別の場所で試してみたら、いつもと変わらなかったので、やはり、あの岩には何か特別のはたらきが備わっているのではないかと考えたものである。

そんな村でも、おみやげ屋さんめいたお店があるもので、ホピの聖霊を模した木製の人形がたくさん並んでいるお店に入ってみた。いずれも丈が三〇センチほどのもので、色彩も淡く品があり、なかにうちの娘に似たのがあったので、買い求めた。いまでもわが家の書棚に鎮座ましましている。

帰国後半年ほど経った翌年の二月末頃、咳嗽がひどく、かぜでもないしマイコプラズマでもない。とくに夜間に増悪《ぞうあく》するので、総師長のすすめで、ついに自分の病院に入院することになった。こんなことはまず滅多にないことである。三月の第一週のことだった。

入院したら、途端に咳はしずまり、ほっとしていると、今度は左足に痛風の発作である。痛風の発作はどうしても四、五日はかかるので、あきらめて、そのまま入院しているところへ、小原田さんから電話である。

「……じつは、中川さんが講演先の長野県で、脳出血で倒れて入院中です。……なんとか東京都内の病院に移したいので……お骨折りいただけないかと思って……」

「いやぁ、じつは私もいま入院中なのですよぉ……」

「えっ!?……」

と二の句が継げない小原田さん。

翌朝、また、その小原田さんからの電話である。

「……先生！　おどろかないでくださいね。……じつは宮田さんがロサンゼルスで倒れました。

……くも膜下出血だそうです……」

「え!?……」

今度は私が二の句が継げない。しかも、時差を考慮すると、三人が同じ日に倒れたというのである。

やがて、中川さんは都内の病院に移り、宮田さんはロサンゼルスでリハビリテーションに専念。私は痛風による左足の腫脹も取れて、仕事に復帰。あれほどひどかった咳嗽も嘘のようになくなった。

しばらくして、三人が三様にして倒れたのは、ホピ族の近代化派による呪いではないかという噂が、どこからとなく拡がってきた。そして、伝統派が呪いを解く神事を執りおこなったという話までも、海の向こうから伝えられてきた。

真相はわからない。いずれにしても、こんな話はにわかには信じがたい。三人が同じ日に倒れたのはまったくの偶然だろうと思うことにしていた。そして、私にはいつもの忙しい日常が戻ってきた。しばらくして中川さんも真気功の現場に復帰。宮田さんはロサンゼルスでのリハビリテーションの行程をこなした後、東洋医学的な治療をも加えるべく、私の病院に入院して二、三ヵ月を過ごした後、さらなるリハビリテーションの独特な方法を求めて他院に移っていった。

そして、ちょうど丸一年を迎えた一九九六年の三月。私だけが突然のめまい発作に襲われたのである。頭部のCT検査などをしても特別の原因はなく、一時間ほどソファに横になっているだけでおさまった。しかし余震のような小さなめまいがつづいたので、同級生で某大学病院の耳鼻科の教授を訪ねて診療を受ける。

治療法はない！　ストレスを極力避けることだ！　とのご託宣を受けて、ひとまず安心。このときはホピ族のことを思ってもみなかった。ところが、翌年の三月、また、めまいが起こったのである。ここでホピの呪いが蘇ってきたのだ。さらに、また、その翌年の三月にも。

となると、ホピの呪いが噂として定着してくる。最初に、当時、佐賀県立病院好生館の外科に籍を置いていた矢山利彦さんがはるばる川越までやって来た。密教のご加持で呪いを解いてくれると言うのである。ところが、まだ私自身は半信半疑なのだ。「それよりも久し振りだ、一杯といこうよ」ということで、このときはご加持のご加護を酒のご加護に変えてしまったのである。

次に、三月の第一週は讃美歌を聴いているようにと提案してきた人がいた。讃美歌にはまったく無縁の私である。どうしてよいのかわからないので、そのままにしておいたところ、一九九七年の一月のこと、*ソマチッドで有名なガストン・ネサン氏をカナダのケベックに訪れる際、ニューヨークで一泊したときに讃美歌のCDを手に入れることになったのである。

---

*ソマチッド　体内に存在する超微小生命体。多く活発に動いていると免疫力が高まり病気になりにくくなるといわれ、ソマチッド治療の効果の発表もなされている。

夕方、街にぶらっと出てみた。すると大勢の老若男女がぞろぞろと歩いている。なんだろうと思って、いっしょに歩いていくと、なんと大きくも威厳のある教会に入ったのである。何か特別のミサでもあるのかなと思いながら帰ろうとしたところ、事務所のようなところで、讃美歌のCDを売っているではないか。神の思し召しとばかりに買い求めたものである。三月になって勇躍、聴いてみたが、霊験あらたかというわけにはいかなかった。

めまいが三年つづいて起こったので、三月の第一週はお休みしてくださいと総師長さんが提案するので、そうしてみたところ、折しも、その間に講演の依頼があり、お引き受けしたところ、講演中にめまいが出現したのにはおどろいた。健康をテーマに講演しているものが、めまいのために中座するわけにはいかないので、演台の縁《ふち》を両手でしっかりと支えながら話しつづけるのはつらかった。

その間も、もちろん漢方薬についてはいろいろ試してみてはいた。エキス剤の釣藤散《ちょうとうさん》やら五味子《ごみし》や天麻《てんま》の入った処方、あるいは訪中の折、耳鳴丸《じめいがん》という、いわゆる中成薬《ちゅうせいやく》を買い求めて飲んだりしていた。しかし効果はまるでなかった。

一方、イギリスにスピリチュアル・ヒーリングの研修ツアーを始めたのが一九九六年の二月。ホメオパシーに手を染めたのが一九九八年の春のことか。ホメオパシーを少しずつ試し始めた頃、スピリチュアル・ヒーリングの先生であるジャック・アンジェロさん（P113参照）がそのめまいを治してあげましょうと提案してきた。

三月の一日から七日まで毎日、ロンドンから気を送ると言う。ロンドンでは正午、日本時間では夜の九時に気を送るから、しっかりと受けてくれと言う。ありがたくお受けすることにしたが、その当日になってうっかり失念していた。ちょうどその夜、東大名誉教授の渥美和彦先生のお宅での統合医学に関する会議に出席していたのである。

会議中、突然、足のうらが熱くなった。その熱が次第に下腿を上がってくる。初めは床暖房でも入ったのかなと考えていた。だが、はっと気がついて時計を見ると、なんと九時を回ったところではないか。あっ、ジャック・アンジェロさんではないかと初めて気づいた次第である。

その後、六日間、決まって夜の九時に足が熱くなったので、彼が約束どおり気を送ってくれているのに感謝していた。しかし、その間も軽いめまいの発作は起こっていたので、少なくとも即効はなかったのではないだろうか。

ところが、その翌年の三月から発作がぴたりと止まったのである。ジャック・アンジェロさんのヒーリングが功を奏したと考えてもよいのだろう。ただ、ホメオパシーもあれこれ試してみていたので、こちらの援護射撃もあったのかもしれない。

それにしても、本当にホピの呪いだったのだろうか。なんとも断定はできない。しかし、一旦おさまっためまいが一〇年ほどして起こったことがあり、そのときはかなり高度のもので、予定されていた宴会を欠席したほどだった。

ところが、このときはあえて公言しなかったので、めまいについて知る由もない人がやって来て、「先生！　いま都内でホピ族の映画を上映していますよ」と教えてくれたのである。あれっ、やはりこれが原因か、ならば上映期間がすぎれば発作もおさまるだろうと思っていたら、そのとおりだったのである。

さらに三年ほど前の夏。軽いめまいが断続的に起こったことがある。このときはホピに関することはとりたてて見当たらなかったし、その都度ホメオパシーのコックルス（Cocculus）でおさまったところをみると、ホピの呪いは永遠に謎のなかということか。

一〇　スピリチュアル・ヒーリング　一九九六年

一九九五年の秋の頃、日通ロンドンの職員の方が訪ねてきた。中年の男性、もちろん日本人である。二人で暫時語り合った、わが院長室の情景がいまでも蘇ってくる。

イギリスにスピリチュアル・ヒーリング（spiritual healing）なる祈りと手かざしによる癒しの方法があり、代替療法の一つとして、しっとりとイギリスの医療のなかに定着しているという。そのスピリチュアル・ヒーリングを研修するツアーを企画したいので、私に団長を務めて欲しいと言う。

なぜ私に白羽の矢が立ったのか？　おそらく私が日本ホリスティック医学協会に属し、さまざまな代替療法を臨床の現場で手掛けていたことと、なかでもスピリチュアル・ヒーリングと一脈相通ずる、中国の気功に熱心だったためではないのだろうか。

それまで訪中については仕事上、たびたび経験し、まさに板についていたが、英語圏となるとまるで経験がないので、私はその任に向かないとして、まずは団長を辞退したが、ただスピリチュアル・ヒーリングそのものには少なからず興味を抱いたので、その後もしばらくはなんやかやと語り合っていた。

すると、突然、彼が聞き捨てならぬことを言うのである。なんとスピリチュアル・ヒーリングに健康保険が適用されていると言うのだ。えっ！　祈りといい手かざしといい、どちらもとてもエビデンス（科学的根拠）の伴う代物《しろもの》ではない。それが健康保険とは？　猛然とイギリス人の見識を知りたくなった。

「……これはどうしても、この目で確かめなくてはならないですねぇ……わかりました、行ってみましょう。喜んで団長をお引き受けしましょう」

ということで、とんとん拍子に話が進んで、一九九六年二月の上旬、初回のイギリス、スピリチュアル・ヒーリング研修旅行が敢行されたのである。

この間の経緯については、『がんを喰う人、食われる人』（黙出版、一九九八年）と『帯津良一の現代養生訓』（春秋社、二〇〇一年）の二冊の拙著の記述を引用しながら述べてみたい。このときを初回として、毎年二月上旬の研修旅行が五年間つづくことになる。

私たちの受け入れ先は、イギリスにおけるスピリチュアル・ヒーラーの最大組織であるNational Federation of Spiritual Healers（略称ＮＦＳＨ。英国スピリチュアル・ヒーラーズ協会）である。私たちに、そのトレーニング・センターでの三日間の研修を用意してくれた。

このNFSHの定義によると、スピリチュアル・ヒーリングとは、祈りあるいは瞑想と、手かざしによって、身体、心、いのちの病を癒すことである。そして祈りといっても、神に祈るのではなく、宇宙の根源（ソース。Source）に対して、自分のスピリット（この場合も霊というより、生命場と呼んだほうが適切な感じだ）を共振《きょうしん》させるのであるから、あくまでも科学技術の範疇に属するものであって、宗教とは一線を画している。

さらに、この治療は、通常医学であるところの西洋医学をはじめ、他のいかなる治療法に対しても Complementary（補足的）な方法であって、決して Alternative（代わりの）なものではないことを強調している。このことをまちがえないで欲しいということを何人ものヒーラーからくどく言われたものである。

さらに、NFSHのカリキュラムを終えると卒業証書といっしょに「会員行動規範」が与えられる。ここには、たとえば診断的行為をおこなってはならないとか予後に言及してはならないということが記してあって、いかに、彼らが自らをきびしく律しているかを窺い知ることができる。

もう一つ感心したのは、認定試験がないことだ。一定のカリキュラムをこなしさえすれば、誰もがヒーラーになれるというNFSHの発想にもとづいてのことなのだ。だから卒業証書を持って監督官庁に申請すると即座に営業許可書が出る。それを手にした途端、その日から治療行為ができるのである。

一方がきびしく自らを律し、一方がこれを信頼する。この信頼関係があったからこそ、スピリチュアル・ヒーリングが一つの医療行為として英国社会のなかにしっとりと融け込むことができたのではないだろうか。さすがは大英帝国！と感じ入ったものだ。

実際、ロンドンの市内でも多くのヒーラーが仕事をしている。ホスピスやペインクリニックのスタッフをはじめ、一般のＧＰ（General Practitioner・家庭医）からの依頼も少なくはない。

最初の年に訪れた街角のクリニックは、所長の内科の女医さんとコロンビア人だというヒーラーがはたらいていた。女医さんが四〇歳台、ヒーラーが三〇歳台後半というところか。たまたま二〇歳台とおぼしき女性の患者さんが来院したのを目撃した。受付でどちらにしますかと訊かれ、ヒーリングを選んだ。ヒーラーが迎えにきてヒーリング室に。三〇分ほどして出てきた患者さんにどこが悪いのかと伺うと扁桃腺炎だと言う。それなら何もヒーリングなどしないで、うがい薬でも処方してもらったほうがいいのではないかと思ったが、それほどヒーリングが人口に膾《かい》炙《しゃ》しているということなのだろう。

患者さんが所定の手続きをして帰った後、女医さんが患者さんのカルテの上に手をかざしているのを見ておどろいた。質問をしたところ、彼女の治療の仕上げをしたと言う。さらに女医さんもヒーリングが好きで、できればヒーラーの役も自らやりたいと言う。

翌年、同じクリニックを訪れるとコロンビア人のヒーラーがいない。どうしたのかと訊くと、女医さんがヒーラーも兼任することになったと言う。前年よりも女医さんの表情に生気が漲《みなぎ》っているとみたのは僻目《ひがめ》か。

ロンドンで感動したものの一つにテムズ河畔に立つ、ビッグベンで有名な国会議事堂がある。この対岸にはかつてナイチンゲール（一八二〇〜一九一〇）で有名なセント・トーマス病院が屹立している。世界に冠たる大病院である。この病院でも必要とあればスピリチュアル・ヒーリングが日常的におこなわれていることをみても、いかに社会に受け入れられているかがわかるというものだ。

自らを律する反面、ヒーラーたちは自分の仕事に対して誇りをもって、生き生きと仕事をしていた。初日の冒頭にホテルの喫茶室で何人かのヒーラーを紹介され、英国におけるヒーリング事情の一端を垣間見ることができたが、そのなかにアニー・ボーエンさんという女性のヒーラーがいた。年の頃は四〇歳台か。以前は女優をしていたというだけあって、すらりとしたきれいな女性だ。途端に悟ったのである。ヒーラーは美人に限ると。

ここ一年ほど隣に坐っているアヴリル・クロリックさんという、女性の小児科医と組んで仕事をしているという。こちらのほうが少し年齢は上か。小柄な楚楚とした女性だ。それにしても二人とも人相がいい。言葉を交わす前に、いまの仕事に満足しているのがよくわかった。

小児科の先生の話では、彼女の治療はもっぱら催眠である。若い頃は精神科の医師だった。薬剤を中心にした精神科の治療に疑問を感じて、小児科に転向したが、精神科で身につけた催眠術が小児の治療に大いに役立ったと言う。催眠は小児にぴったりだと言い、さらに、アニー・ボーエンさんのヒーリングと結びついて、その威力が倍加したと言う。もうこれ以上の小児科治療はありません。最近ではまったく薬も使わなくなったと笑っている。

その笑顔にこの上ない感動をおぼえたのである。そうだ！　そうなんだよ！と膝を叩きたいような思いだった。みずみずしい細胞、汚《けが》れを知らない生命場、どちらから見ても、小児には催眠にもヒーリングにも敏感に反応しそうではないか。生まれながらに備わっている自然治癒力を催眠とヒーリングがちょっと後押しをしてやるだけで十分なのだ。薬など無用の長物なのだ。害あって益なしというところだろう。私もつられて、きっといい笑顔をしていたのではないだろうか。いま思い出すだけで頬がゆるんでくる。

もう一人がNFSHの幹部の一人マイケル・ディブディンさん。六〇歳台前半のヒーラーである。とはいってもヒーラーのキャリアはまだ数年といったところ。もとはといえば、株式仲買人をしていたという。それが定年も間近になったある日、街を歩いているとき、ふとスピリチュアル・ヒーリングの講演の看板を目にし、何気なく会場に入ったという。そして、その講義を聴き、自分の過去に思い当たることを数えながら、ヒーリングこそ自分の天職だと悟り、それからまもなく株式仲買人の仕事をやめ、NFSHのトレーニング・センターに入ったという。

株式仲買人がどんな仕事をするのか、まったく知るところではないが、株式仲買人と聞いたとき、私はサマセット・モームの『月と六ペンス』を思い出したのである。画家のポール・ゴーギャン（一八四八〜一九〇三）がモデルといわれる主人公のチャールズ・ストリクランドは株式仲買人だった。それが絵を画くことに対する衝動やみがたく、突然、ロンドンの仕事と家族を捨ててパリに出奔《しゅっぽん》するのである。もちろん、ディブディンさんはチャールズ・ストリクランドとは、それこそ月とすっぽんのような温厚きわまりない紳士であるうえに家族を捨てたとも聞いていないが、翌年に再会したとき、このことを話してみたのである。

ところがディブディンさんは首をすくめて、

「そうですか……、じつは私はサマセット・モームを読んだことがないのですよ」

と。大のサマセット・モームファンの私にとって、本場の人がモームを知らないとは！とあいた口がふさがらなかった。モームはなんといっても、わが青春のモニュメント。それだけに思い入れが深すぎたということか。

さて、いよいよスピリチュアル・ヒーリングの三日間のセミナーである。講師はNFSH専任講師のジャック・アンジェロさん。長身、眼光炯炯《けいけい》、高い鼻梁に白い顎ひげの五〇歳くらいの男性である。NFSHのトレーニング・センターはロンドンから西へ、ヒースロー空港を越えて車で一時間半ばかりのキャンベリという小さな町にある。

森に囲まれた、いかにもイギリスらしい古い建物はH・P・ブラヴァツキー（一八三一〜一八九一）の神智学《しんちがく》関係のもので、一階の廊下の一角に、彼女の肖像画が掛けてある。異常な霊媒性を備えていた人だというだけあって目を剥いたなんとも怖い形相だ。夜半に一人では会いたくない。

いつもここを訪れるのは夜のとばりにつつまれてから。最初の年に玄関で案内を乞うが返事がない。はて？と思っている目の前に音もなく、忽然と白髪の老婆が現れたのにはおどろいた。思わず身を引いたほどである。

また、ここは菜食、禁酒、禁煙である。菜食といっても鶏卵とミルクは禁止ではないので思ったほど堪《こた》えない。さすがに本場だけあってサンドイッチも乙なものである。禁酒は正直困ったなと思ったが、念のため訊いてみたところ、自分の部屋で静かに飲むのは差し支えないと言うので、さっそく近くでウイスキーを買い求めて静かに飲んでみたが、少しも旨くない。しかたがない、これも修業のうちと思って止めてしまった。その分、ロンドンに帰ってからのビールの旨いこと。禁煙も野外ならよいと言われて、皆さん庭に出てふるえながら吸っていた。

セミナーは午前、午後、夜と二日間。三日目は夕方に出発してロンドンに帰るという日程。ジャック・アンジェロさんの指導はなかなか経験豊かで味わいのあるものであった。

それにしても初日の夜いきなり遠隔治療から入るのには最初はいささか面喰ったものである。

部屋を暗くして、真ん中の燭台の灯火を囲むように坐って円陣を組む。ジャック・アンジェロさんを皮切りに順に一人ずつ、声に出して祈っていくのである。心のなかでソースに祈ってから、

「〇〇さんにヒーリングをおこないます。ありがとうございます」

と自分の遠隔治療をおこないたい人の名を挙げてソースにお願いし、全員が済むまで祈りつづけるのである。

二回目のときは一人、気になる患者さんを残していく破目になった。五〇歳の女性。胃がんの手術をして、そろそろ退院というときに腸閉塞を併発。これも結局手術をして、その一週間後、今度は消化管出血。原因はストレス潰瘍と推測するも、これがなかなか止まらず輸血やら何やらに苦労している最中のイギリス行きなので、文字通り後ろ髪を引かれる思いだった。しかも出発前日は血小板も減少し、いわゆるＤＩＣ（播種性血液凝固症候群）の危険すら感じられたのだった。

受け持ち医はきちんと張りついていることであるし、私がロンドンからあれこれ電話しても埒が明かないから、一切電話はしない。帰国して成田で報告を受けるからと言って出発した。

このときの遠隔治療の対象はもちろん、このＯさんである。心を込めて〝気〟を送った。切ないくらいの思いだった。

空港への出迎えはいつも山田師長である。運転がうまいうえに、病院内の事情に誰よりも通暁

しているので、車中でそのすべてを報告してもらえるからだ。

「お帰りなさい！」と言って私のトランクを引ったくるようにして取ると、さっさと駐車場に向かい出す。Oさんのことは何も言わない。ああ！　亡くなったな?!　暗愁が芽生える。突然、彼女が振り返る。

「あっ！　そうそう。Oさん、すっかり元気になったわよぉ！……」

大きな喜びがわが全身を突き抜けた。暗愁はもちろん、ロンドンの八日間も何もかも私の視界から消えてしまった。

病院に直行。病室に入った途端、Oさんは見違えるような顔色で満面の笑みを浮かべて、「お帰りなさい」と迎えてくれる。

「いやぁ、よかったねぇ！」

とひと通りの診察を済ませてから、

「じつはね、ロンドンから気を送ったんだよ」

「え！　本当ですか。ありがとう」

彼女は遠隔治療のことを自然に受け止めている様子だ。

翌日の病棟回診。

「先生、ロンドンからの気が、ここにとどいたのはいつのことですか」

「そうねぇ……時差を計算に入れると……水曜日の早朝三時頃かなぁ……」

「えーっ！」

飛び上がらんばかりの形相で、

「私がよくなったのはその頃からですよ。二回目の手術を挟んで、それは何日もいつもうつらうつらしながら、気分はきわめて不快という、なんとも身の置きどころのない状況がつづいていたんですよ。

それが、あの日の朝の五時頃、熟睡から目覚めたんです。いつからそんなに深く眠ってしまったのか。とにかく、よく眠ったなあという感じでした。まるで朝寝をした日曜日の朝のようでした。思わず両腕を挙げて伸びをしてしまいました。もちろん点滴の管や酸素の管などがありますから、十分な伸びというわけではありませんが。でも、それまでは寝返りも打てなかったのですから、それはうれしかったのですよ。

このときから、私はぐんぐんよくなってきた感じです。だから早朝の三時にロンドンからとどいた先生の気が私の身体のなかで何かを引き起こしたことはまちがいないですよ。

先生、ほんとにありがとう」

彼女は握手を求めてくる。私もうれしくなってしまった。

「うん。ほんとによかった。……でも、この話は私たち二人だけの秘密にしておこう。だって、受け持ちの先生をはじめ、皆さんが一生懸命やっていたのに、私のロンドンからの気が、それを飛び越して、あなたをよくしてしまったなんて言ったら、失礼だからね」

「はい、わかりました」

あれから、なんと二〇年、彼女はいまでも一年に一回くらいは病院の私の診察に現れる。体調はすこぶるいいのだから、表敬訪問とでも思っているのにちがいない。

ジャック・アンジェロさんによれば、人間誰でもヒーラーになる素質をもっている。ただ絵を描くことと同じで、生来《せいらい》上手な人もいれば苦手な人もいるということはあるだろう。しかし、いつも心を込めて描いているうちに誰でもそれなりのレベルに達するものだという。

「だいいちあなた方、ドクターは好むと好まざるとにかかわらず、みなヒーラーなのですよ」

まさにそのとおり。医師だけではない。看護師も薬剤師も心理療法士も鍼灸師もみな初めから、この職業を志したときからすでにヒーラーなのだ。

その後、私がホメオパシーを手掛けるに至って忙しくなったため、この研修ツアーも五回をもって終了としてしまったが、いまも敬愛してやまない中川米造先生、そしていまも大好きな宮迫千鶴さんをはじめ、このツアーに参加して思い出を共有した諸賢諸姉《しょけんしょし》に、この場を借りて感謝の意をささげたい。

一一　ホリスティック・サンフランシスコ　一九九七年

まずは前項に引きつづいて、スピリチュアル・ヒーリングの話である。一九九六年の第一回の研修旅行に大先輩の中川米造先生が参加を申し入れてきたのにはおどろいた。先生は当時、日本ホリスティック医学協会の顧問をなさっていたはずだが、まさに雲の上の存在で、それほど親しくしていたわけではない。

『思想としての「医学概論」』（二〇一三年、岩波書店）の記述から、その人となりを紹介すると、中川米造は京都大学医学部の学生時代に「医学概論」第一部を読んで感銘を受けて、京都の澤瀉《おもだか》久敬《ひさゆき》の自宅に押しかける。以降、個人的に澤瀉に師事するが、卒業後は耳鼻科の医師になり、耳鼻科の研究論文を書いて医学博士号を取る。

その後中川は、澤瀉の「医学概論」の講師として大阪大学医学部に呼ばれるが、途中から中川の理論は澤瀉のそれとはちがった方向に向かっていく。中川が澤瀉の「医学概論」をストレートに受け取れなかったのは、「医学概論」と「医療」の関係性についての根本的な認識のちがいが大きかったからだという。

澤瀉の「医学概論」では、「医学」の知識体系がまずあって、その実践が「医療」であるという構図をとる。ところが、中川は、先に「医療」があって、「医学」はその「医療」を効率よく実践するために意図的に編集された知識体系だと捉えるのだ。要するに「初めに医療ありき」なのである。

私も、いつも言っているように、中川派だ。このあたりがなんとなくわかったのだろうか。成田空港で別れるとき、そのうち対談本をつくろうと提案されてしまう。

ところが、なかなか中川米造先生からの連絡が入らない。そのうち先生が腎《じん》がんを得られて闘病中という情報が入ってきたのだ。対談どころではない。闘病に専念されて、早く元気になって欲しいと念ずること頻り。

そして翌年の一九九七年は中国内モンゴル自治区にあるホロンバイル大草原を訪れる年。そのためにに早くから、八月の中旬から下旬にかけての一〇日間を空けておいたのである。ホロンバイル大草原は私にとっての癒しの場。二年に一度、この大草原に一人立って虚空《こくう》と語り合い癒されて帰るのだ。一九九七年はこの年にあたっていた。朝日にかがやく草原、昼下がりの眠ったような草原。燃えるような夕焼けの草原、雨に煙る草原、そしてなつかしい友人たちのことをときに思い出しては八月のホロンバイル行きを楽しみにしていたのだ。

ところが突然、サンフランシスコ行きの話が舞い込んできたのである。サンフランシスコ州立大学にあるホリスティック医学研究所を視察するツアーを企画したので、いっしょに行ってくれないかと言う。日程も私にまかせると言うが、空いているのはホロンバイル大草原行きのために取っておいた一〇日間だけである。両方に行くということはできないので、どちらかを取り、どちらかを捨てなければならない。困ったというのはこのことだ。

しかし迷った末にサンフランシスコを取った。大草原は一九九八年の六月に延期だ。オロチョン族の祭りの日に合わせたのである。楽しみが増えたが、サンフランシスコを選んだのには二つの理由がある。

一つはこの企画の発案者が中川米造先生であることである。先に述べたように先生と私との間にある公的かつ私的な関係を考えれば、これは無下《むげ》には断れない。しかも私たちがサンフランシスコから帰国後まもなくして、先生は幽明界《ゆうめいさかい》を異《こと》にすることになるのだから、振り返って、よい供養ができたと感謝しているところである。

二つ目は、サンフランシスコ州立大学附属ホリスティック医学研究所の取り組みを、ここに中川先生の発案の動機もあるわけだが、この目でしっかりと見てみたいと思ったからである。どういうことかというと、アメリカでは年年、人々の間に代替療法に対する関心が高まってきていて、代替療法に疎い開業医さんからの患者離れが目立ってきているという。そこで危機感を抱いた開業医さんたちに代替療法を学び、これを身につけようとする気運が高まってきたのである。

一方、サンフランシスコ州立大学のホリスティック医学研究所では、以前から医療者向けに、一〇〇日間ですべての代替療法を学ぶというプログラムを実施していたのであるが、この気運を受けて、受講生が急に増えて、プログラムが活況を呈してきたというのである。

じつは、ちょうどその頃、私は、急に日本の、あるいは世界のホリスティック医学が動き出したような手応えを臨床の場で感じていた。この感じが川越という田舎での私の独り善がりにすぎないのか、あるいは本当に世界が動き出したのか、ホリスティック医学の発祥の地であるアメリカで自分の目で確かめてみることも大事なことなのではないかと考えているところだったので、この話は、まさに渡りに船だった。それでも迷わず飛びつかなかったのはなぜか。やはりモンゴルの虚空への私の思いが並ではなかったということか。

参加は一六名。これに中川米造先生のご子息である中川朋さんがコーディネーターとして同行してくれる。一六名の内訳は

医師六名（外科一名、心療内科二名、内科一名、リハビリ科二名）、歯科医師一名、保健師一名、鍼灸師二名、アロマセラピスト一名、気功師一名、その他四名。

まさに多士済済《たしさいさい》。さすがはホリスティック。

日程は限られているので、プログラムのなかから、とくに私たちが興味を抱く部分を抜粋して、

私たちだけのプログラムを組んでくれた。その一端を紹介したい。

まず、心理学者でバイオフィードバックの世界的権威であるエリック・ペッパー（Erik Peppar）教授が、この一〇〇日間のプログラムで、いろいろな治療法について知ってもらうことよりもその人の世界観が変わることが大事なんだと言われたことに感銘を受けた。そうなのだ。ホリスティック医学とはさまざまな治療法を寄せ集めることではなくて世界観なのだ。さすがはアメリカ、わかってるなとうれしくなった。

次がラブ博士。メアリー・ベス・ラブ（Mary Beth Love）。姓名そのものがいい。咄嗟にマービン・ルロイ監督の『若草物語』を思い出した。四人姉妹の末娘がベスだった。マーガレット・オブライエンが演じている。長女がメグ（ジャネット・リー）、次女がジョー（ジューン・アリスン）、そして三女がエイミー（エリザベス・テーラー）。ラブ博士も負けず劣らずの美人である。かもし出すお色気もいい。

「ホリスティック医学というのは医師から患者へ、知識や技術を一方的に与えることではありません。一番大切なことは医療者は医療という場のなかで自らのパワーを高めていく、患者もただ受け身になっているだけでなく自らのパワーを高めていくことです。

パワーとパワーの絡み合いです」

そうなのだ！　医療とは格闘技なのだ！　これはいつも駿台予備学校の医学部進学課程の講義

のなかで言ってきたことなのだ。いやしくも医療者たるものパワーを身につけなくてはならない。しかも患者と同じ地平に立たなければパワーを発揮できない。だから一方ではヴァルネラブル（Valnerable）でなくてはならない。ヴァルネラブルとは傷つきやすい、弱い、攻撃を受けやすいといった意味で、哲学者の中村雄二郎先生も指摘するように、癒しをおこなうものはすべからくヴァルネラブルでなければならないのだ。

そして医療とは場の営みなのだ。医療という場のポテンシャルが高まることによって、患者は病を克服し、医療者自身も癒されるのだ。

「この気持ちを忘れてしまった、あるいはこのことを理解できない医療者はホリスティック医学を担う資格はありません。

患者さんだってそうです。おれはホリスティックでいくんだと。それは大層な張り切りようですが、なかなか思うようにはやってくれません。食事ひとつにしてもなかなか徹底できませんし、まして、気功をいつも変わらぬ気持ちでこつこつやるということも難しいものです。患者さんもつねに実践的にチャレンジするような気持ちをもちつづけなくてはなりません」

そのとおりなのだ。頭でわかっていても実際はなかなかそうはいかない。まして効果がすぐに現れないと、なんとなくやる気を失ってしまう患者さんが多かったのは事実である。しかし、当時はこのことを理解して、パワーアップをはかろうとする患者さんが増えてきていたのである。

だから私自身はきわめて楽観していたのだ。

「患者にパワーをつけなさいと口先だけで言ったってなんにもなりません。まして医療者が自分の価値観を押しつけるなんてとんでもないことですよ。そんなことをしたら逆効果です。

とにかく医療者は患者が自ら変われるように場をつくっていかなくてはなりません。そのためにも医療者自身がパワーをつけていかなくてはならないのです」

ホリスティック医学は場の医学。医療は場の営みにして格闘技という私の駿台予備学校の講義そのままではないか。まだまだ日本では私の考えは異端《いたんし》視されていた時代に、ごく当たり前のことのように淡淡と、そしてにこやかに話すラブ教授。さすがはアメリカだと感嘆すること頻り。

四日間のスケジュールのなかで、「カルフォルニア・パシフィック・メディカルセンター」というい くつものビルディングが集まった大きな医療施設を見学した。千床はあると思われる先端医学を誇る病院の風情だが、じつはこのなかにInstitute for Health and Healing（健康と癒しの研究所）が併設されていて、ホリスティック医学の情報提供、教育、臨床、研究の四つのテーマの下《もと》に活動を展開しているのである。

そこのスタッフの一人が私たちのために、歓迎の意味を込めて、短いレクチャーをしてくれた。終るや否や、さっと手が挙がる。いつもの内科のA先生だ。

「スピリット（Spirit）とソウル（Soul）のちがいについて、ご教授ください」

これまでも、この質問に何回か遭遇している。相手によっては丁寧にというか、くどいというか長長と説明する人もいれば、からかわれたとでも思うのか、怒り出す人もいる。

質問者はA先生だが、その傍らで黙って聴いているうちに、私のなかではすでに解答ができ上がってしまった。つまりこういうことだ。

スピリットは時空を超えて広がる大いなる場（虚空といってもよいだろう）のいのち。その一部が私たち一人一人の体内に宿ったのがソウル。

これはどうしてもネイティヴ・スピーカーの確認を取らなくてはいけないと思って、京都大学のカール・ベッカー教授に電話で教えを乞うた。ずばり、そのとおり！とのご託宣。爾来《じらい》、スピリットを平仮名で〝いのち〟、ソウルを漢字で〝生命〟と書いて、読み方は同じく〝いのち〟として使い分けている。

ところで最近になって知ったのだが、中川米造先生が、がんでお亡くなりになる少し前にNHKのある番組に出られてこんな言葉を残されたという。生命といのちを分けて、

「私の生命はもうすぐ終焉を迎える。しかし私のいのち、すなわち私がこの世に存在した意味、私の大切にしてきた価値観は永遠に生きつづける。だから私は死は怖くない」と。なんと私の考えとぴたりと符合するではないか。

さらに学生さんたちへの遺言として、

「いままでの医学は生命は診てきたが、いのちは診てこなかった。これからの医学は生命と同時にいのちをも診ていく必要がある」と言われたという。なんと私よりずっと以前に、大ホリスティック医学を夢見ていたのだ。

ロンドンから帰国して成田空港で別れるとき、先生が提案された私との対談はこのことだったのだ。まさに晩唐の詩人・杜牧（八〇三〜八五三）のいう「清風故人来る」の心境である。

それにしても、この研究所のスタッフがまた生き生きわくわくしているのである。そして、そのかかげる理念のすばらしいこと。

「本研究所は目覚めつつある個人と地域社会が健康のもっとも深遠な意味と治癒のもっとも広汎《こうはん》な理解に至るべく奉仕するものである」（上野圭一訳）

またもや感嘆すること頻り。とともに何か目の前がぱっと明るくなったような気がした。それからというものサンフランシスコの街がやたらときれいに見えてきたから不思議だ。

青い空と海と坂道を見るだけで、ホテルと大学の往復以外は何もしないぞと決め込んでいた私だったが、知人の厚意で、思い出に残る二つの場を経験することができた。昔テレビで見た『アンタッチャブル』を彷彿とさせる古風なワインバーと、恐竜をはじめさまざまな動物の骨を扱っている「ボーン・ルーム」という名前の骨屋さんだ。恐竜の骨はどうにも重いので、小さな歯を一つ買ってきた。

この年はホロンバイル大草原に癒されるはずが、どうやらサンフランシスコの街に癒されてしまったようだ。

一二　日本ホリスティック医学協会会長に　一九九七年

サンフランシスコから帰って、まだ興奮醒めやらぬうちに、山本忍さんからの電話である。藤波襄二会長が一〇周年を機に辞意を固めたので、帯津先生に二代目会長の白羽の矢が立った、お引き受けいただけないだろうかと言う。

私の忙しい日常を斟酌《しんしゃく》すればお断りするのが無難というものだ。そうでなくても病院のスタッフの誰彼に相談するのが順序だろう。それにしてもサンフランシスコの興奮があまりにも大きすぎた。その興奮に背中を押されるようにして、二つ返事で引き受けてしまったのである。一九九七年のおそらく九月初めの頃のことである。

そして、その年の秋の総会で二代目の会長に就任することになるのだが、この経緯についてはまるで憶えていない。就任の挨拶をしたのかどうかもまったく記憶にない。おそらく、ごく事務的にさらりと報告があっただけなのではないだろうか。

シンポジウムの舞台についても、これまたひとかけらも憶えていない。まるで時間が停止してしまったかのようだ。二代目会長就任となれば、多少の気分の高揚もあったろうに。おそらく、ちょうどシンポジウムの朝、親友の片柳照雄さんが、くも膜下出血で倒れ、意識不明という知らせがとどいて、気が動転していたためなのではないだろうか。

そこで、二〇一六年四月一〇日の全国理事会で作成配布された「協会三〇周年のあゆみ」をもとに当時を振り返ってみたい。まずは一〇周年とあって、沿革としては、二代目会長帯津良一氏就任。仙台事務局創設、全国会員数約一四〇〇人とあり、ホリスティック医学シンポジウムとしては、「人間・地球・宇宙まるごとの医学」というテーマで、二日間開催されている。

出演は、藤波襄二、ダニエル・エスキナッチ、内富庸介、帯津良一、河野友信、桐島洋子、高江洲義矩、高柳和江、佐治晴夫、西丸震哉、カール・ベッカー、飯田史彦、吉田敦彦、本宮輝薫と多士済済《たしさいさい》。ダニエル・エスキナッチさんは、たしかアメリカ国立衛生研究所（ＮＩＨ）の代替療法局の初代局長さんだ。

ところで、気もそぞろにシンポジウムの会場から茨城県のＫ市にあるＹ記念病院に車を駆ってひた走る。運転は山田幸子師長。Ｙ記念病院は、片柳照雄さんが院長を務め、いまやくも膜下出血のために入院しているのである。

彼は集中治療室の一角に横たわっていた。意識はない。人工呼吸器が装着されている。呼んでもまったく反応はない。ただ傍らに屹立しているだけで、なす術もない。かつては都立駒込病院で戦友の間柄にあったS副院長とY看護師にくれぐれもよろしくと言って退出。帰路にお蕎麦屋さんのO庵に立ち寄る。

片柳照雄さんは栃木県足利市の出身。信州大学医学部を経て、一九六三年、東京大学第三外科に入局。私の一年後輩にあたる。彼は胃がんのグループに属し、私は食道がんのグループに属していたこともあって、若い頃はそれほど親しくはなかった。

趣味も異なっていた。彼はテニスとゴルフ。私は麻雀と酒。決して交わることはない。当時の医局では、それが決して珍しくはなかったが、雀卓が常備されていて、夜ともなると熱戦が繰り広げられ、それは賑やかなものだった。

外科の場合、夜間の緊急手術は日常茶飯事だ。夜間の当直医は二人。緊急手術に際しては二人であると、やや手不足の感は免れない。そこで、この麻雀組の四人が大きな戦力となるのである。だから夜間の麻雀を咎める者はなかったのである。

東京大学の第三外科は本郷の大学キャンパスに接してある附属病院のなかではなくて、文京区の目白台、ちょうど講談社さんの裏手の高台にあった。川越の自宅から東武東上線で池袋に出て、その東口から一七番の都電で護国寺前まで、そこから徒歩で一〇分足らずというのが私の通勤経路であった。だからどうしても池袋駅の周辺でちょっと一杯ということになる。それなりに飲み仲間というものが自然にできてくる。片柳さんとはちょっと一杯の付き合いはなかったし、彼が麻雀台の周囲にいるのも目にしたことはなかった。

ところが、一九七五年四月に、それまで感染症の病院として有名だった都立駒込病院が東京都のがんセンター的役割を担って再出発することになる。青空に向かってそびえ立つ新しい建物と最新の設備の下に全国から医師が集められた。彼は胃がんのグループの一員として、私は食道がんのグループの一員として参加することになったのである。

その頃はすでに、同じ消化器外科のなかでも専門分科が進んで、胃がんのグループが食道がんの手術をしたり、食道がんのグループが胃がんの手術をするということはなくなっていた。それでも同じ屋根の下ではたらいている仲である。片柳照雄さんが手術の名手であることはすぐにわかった。

誤解を招くといけないので、ここで手術の巧い下手ということについて少しふれておきたい。誰もが下手な外科医に手術をしてもらおうとは思うまい。だから下手な外科医があってはならないのである。巧い下手といってもあくまでも対比の問題であって、本当は巧いか普通というところを、つい巧い下手といっているにすぎないのである。

では巧い外科医とは何か。手術時間が短い、出血量が少ない、術後の合併症が少ない、そして予後がよい。この四拍子が揃っている外科医が巧いといわれるのである。

俗に〝快刀乱麻を断つ〟という。切れ味のよい刀で、乱れもつれた麻を切るという意味である。

手術の場合、この快刀乱麻は無用の長物だ。いやしくも他人様《ひとさま》の身体に傷をつけているのである。絶対にまちがいは冒《おか》せない。快刀乱麻は多かれ少なかれリスクを伴うからだ。

それでも手捌《てさば》きというものはある。メスさばき、ハサミさばきといってもよいだろう。これもいやしくも他人様の身体に傷をつけているのだ。必要にして十分な範囲を必要にして十分な時間をかけて切除し、必要にして十分な時間をかけて縫合するのである。

こうして必要にして十分に徹すると、そこには自ずから減《め》り張《は》りというある種のリズムが出てくる。だから、先の巧い手術のための四条件は、外科医であれば誰もが充たさなくてはならない基本として、そのうえに、この減り張りを備えた人を巧い外科医というのだろう。

これまで半世紀を超える外科医としての経験のなかで、手術が巧いといわれていたのは、食道がんの中山恒明先生（千葉大学教授のちに東京女子医科大学教授）と胃がんの梶谷環先生（がん研大塚病院）の二人をもって双璧となす。ただこの双璧は噂だけである。私自身は自分の目で確かめたわけではない。自分で見て、これは巧いと感嘆したのは、わが東京大学第三外科の先輩の藤間弘行先生（熊谷市・藤間病院）である。

年代的には少し下って、食道がんの秋山洋先生（東京大学第二外科。虎の門病院）がいる。私の六年先輩なので、手術を見学する機会はあったはずなのに、拝見した記憶がないのだ。しかし、その勇名を天下にとどろかせていた。同じ食道がんの分野で仕事をしていた私にとっては、まさに高嶺《たかね》の花だ。

前に紹介した、私の初めての訪中のきっかけとなった北京の中国医学院の黄国俊教授が招聘《しょうへい》されて日本外科学会で講演したことがある。じつに流暢な英語なのだ。そのとき指定発言に立ったのが秋山洋先生。これがまた負けず劣らず流暢な英語なのである。高嶺の花がますます遠のいてしまった感じだった。

ただ一度だけ、高嶺の花と言葉を交わしたことがある。わが生涯の誇るべき思い出である。じつは四谷の有名な教会から講演を依頼されたことがあった。キリスト教にはまったくの縁遠い私のことであるから教会の名称も忘れてしまったうえに、テーマまで忘れてしまったが、カテドラルというのだろうか、講演会場となった広い円形の講堂の雰囲気はよく憶えている。

その荘厳な空気のなかで話し始めてまもなく、満員の聴衆のなかに秋山洋先生を見出したのだ。思わず私のなかに緊張感が漲《みなぎ》る。はて？　それにしてもなぜ西洋医学界の中枢にいる人が、アウトロー的な存在の私の話を聴きに？　いずれにしても、構えることなくいつものように喋っていくしかないだろうと腹をくくる。

講演が済んだときは、一瞬、秋山洋先生のところに挨拶にと考えたが、この満員のなかでは、それもままならない。とりあえずは所定の通路を控え室に通ずる出口に向かって歩き出す。まだ出口まで半ばというところで、人の追いかけてくる気配を感じて振り返ると秋山洋先生ではないか。奥さんとおぼしき人を後ろに。

「虎の門の秋山です……いやぁ、あなたは立派です。……あなたの話には圧倒されました。……よくここまで到達したものです。……これからは陰ながら、応援いたします。がんばってください」

私はというと、口をもぐもぐさせながら立ちすくんでいた。そしてやっと我に返って挨拶を返し、先生と別れてふたたび出口に向かい始めたとき、この上ないうれしさが全身をつらぬいたのである。

そして、もう一人の手術の名手が片柳照雄さんだ。五〇年で五人の名手。一〇年に一人。これはまぎれもなく貴重な存在である。それにしても片柳さんは藤間弘行先生を手術の名手として尊敬していた。その藤間先生は梶谷環先生を崇拝していた。英雄は英雄を知るとはこのことか。

彼はそのうえに何よりも酒の名手であった。強い！　彼の酔った姿を目にしたことはない。いつもにこにこしながら物静かに飲んでいる。決して乱れるとか、自分から切り上げることはない。本当にいい酒呑みだった。

私が中西医結合によるがん治療を旗印にした病院を郷里の川越に開いたのが一九八二年の一一月。彼もその少し前に茨城県のK市にあるY記念病院に院長として招かれて都立駒込病院を去っていった。

その後も、何かにかこつけては私はK市に出向いていった。彼との一杯のためにである。ところが今度は杯を酌み交わすわけにはいかない。ただ黙って彼の顔を見て、心のなかで回復を祈って帰ってくるのである。週に二回ほどのペースで伺ったが、何回目かのときにスタッフの誰かが、私に外気功をやるようにせがむので、百会《ひゃくえ》とか印堂《いんどう》、あるいは気戸《きこ》といった経穴《けいけつ》に気を入れることにしていた。帰路は決まってお蕎麦屋さんのO庵に立ち寄って、なんとなく旅情に浸ることにしていた。

しかし、日は徒《いたずら》に過ぎていく。データをはじめ、状況は少しずつ悪くなっていく。わが気功の効果もいまひとつだ。一ヵ月ほどして、ということは、K市詣でを七、八回繰り返した後、敗色濃厚、もう旅立ちも間近と判断して、彼のベッドサイドにスタッフ全員が集まって、別れの酒宴と相成った。

「道中ご無事で!」と、彼の唇をガーゼの酒で湿らせて、彼の旅立ちを祝ったのである。それから数日して彼は旅立っていった。一九九七年一二月のことである。

それから、会長就任一年目として、私自身がどんな行動を取ったのかまるで憶えてはいない。そして迎えた会長として初めてのシンポジウムは題して、

「癒しのライフスタイル　～愛する人が病んだとき～」

出演は新開省二、神庭重信、森本兼曩、キース・ブロック、宗像恒次、イアン・ゴウラー、帯

津良一。

キース・ブロックさんはアメリカはシカゴ在住の腫瘍内科医。イアン・ゴウラーさんはオーストラリアのメルボルン郊外のヤラ・バレーにあるキャンサー・ヘルプセンターの主宰者。どちらもその年の実行委員長を務めた穂高養生園の福田俊作さんの招聘によるものだった。

そのときは、会長職を一八年もつづけるなんて、つゆ思わなかったものである。

一三　日本ホメオパシー医学会設立　二〇〇〇年

ホメオパシーについては多くの代替療法のうちの一つ（One of them）という認識しかなかったのであるが、初回のスピリチュアル・ヒーリング研究旅行の際、ロイヤル・ロンドン・ホメオパシー病院を訪れることになる。

じつは私の患者さんの娘さんでロンドン大学に留学中の方がおり、彼女がその段取りを決めていたのである。というのは研修旅行のなかで一日だけ自由行動の日があるのだが、ロンドンは初めてという私に特別の予定というものがないのを知った患者さんが、ロンドンの娘さんに指示してホメオパシー病院見学を用意させていたというわけである。

正直、余計なことをしてくれるなあという気持ちがないではなかったが、その娘さんの案内でその病院を訪れた。病院の正式な名称は「Royal London Homeopathic Hospital」、ロイヤルと銘打ってあるからには王室がスポンサーになっているということをそのとき誰かから説明された。一八四九年開設というだけあって、古風な、そして渋い色のレンガ造りの建物である。玄関の脇に比較的新しい木製の立看板があって、この病院でおこなわれている治療はすべて健康保険が適用されていると謳ってある。

屋内に入ると、外観とは打って変わって、明るい、そしてきわめて現代的な内装である。行き合う職員の方々は真冬だというのに半袖の軽装で、にこやかに挨拶を交わしながらフットワークも至って軽やかだ。

ここでおこなわれている治療はホメオパシーだけと思いきや、さにあらず、じつにさまざまな代替療法が繰り広げられている。鍼灸あり、太極拳のようなボディーワークあり、食事療法あり、心理療法ありと、じつに多彩である。なんだ、うちの病院と同じではないかという僭越な思いも湧いてくる。と同時に、すべて健康保険が適用されているという表の看板がインパクトをもってせまってくる。

ここで、初めてホメオパシーのレメディに出会う。おそらく薬剤師さんであろう中年の男性が小瓶に一〇粒ほどのピルを入れ、さらに液状のレメディを小さなスポイトで注いで、蓋をしめて、片手で持って、バーテンダーさながらにこれを振るのである。おどろいて見ている私たちに向かって片目のウインクで応えている。

一方、ロビーの一角で、女性の職員が一〇名ほどの外来者とおぼしき人たちに何かを説明している。立ち止まって耳をそばだててみたが、わかる由もない。通訳さんの説明によると、この病院が最近始めた〝オーディット〟なる試みについてであるという。

オーディットとは〝audit〟。辞書を引くと、会計検査、監査、決算などと書いてある。俳優や歌手の登竜門のことを、わが国でもオーディション（audition）というが、これの動詞形である。

誰が何を監査するのか。この病院で治療を受けた人々を追跡して、その身体的、精神的かつ社会的な満足度を聴取するのだという。まあ、言ってみれば、患者さんが病院の力量を評価するのである。治療の成果を評価することにおいては、五年生存率などよりははるかに実《じつ》があると思ったものである。

謝辞を述べて暇乞いをすると、担当者が言う。この病院で、がん治療グループのヘッドを務めているアン・クローバー先生にお会いして話を聴くといいですよ。ただ本日は不在なので、次の機会になりますが、と。

帰国してからもオーディットが念頭を離れない。もう少し詳しく知りたいので何か資料をと手紙でお願いしたところ、それならば格好の人材が日本にいるので連絡をしておくとの返事。

何日も経ずして、その人材が私の前に現れた。後にハーネマン・アカデミーを開く永松昌泰氏である。英国でホメオパシーを学んでいるという。オーディットについては多くを知ることができたが、ホメオパシーに対する興味はまだ湧いてはこない。

二回目のスピリチュアル・ヒーリング研修旅行は一九九七年の二月。自由行動の日を利用して、ホメオパシー病院を再訪。念願のアン・クローバー先生にお会いした。長身にして痩身、鶴のような女医さんだ。これからいろいろ交流をしていきたいと申し出た私に対して、

「申し訳ありませんが、私は来月、定年退職によって、この病院を去ることになっているのですよぉ……」

「えっ、そうですかぁ……。それでは……、定年を前にして、いま胸中に去来するものは？」

「……そうですねぇ……、がんほどミステリアスなものはありませんねぇ……」

わかる、わかる。私も日頃、がん治療に関しては、明日のことはわからないと思っていたのであるから。

「……だから……（治療法としては）何をしてもいいのですよぉ……」

いい話である。さすがに長い間、現場で苦労してきた人はちがう。

そして、これから先は多少の記憶ちがいがあるかもしれないが、一九九八年二月の第三回研修旅行の際、わが国のホメオパシーの草分け的な存在である、由井寅子さんのロンドンのお宅を訪ね、和食の昼食という恩義を受ける。

話は変わって、「気の医学会」なるものをご存知だろうか。いわゆる〝気〟に関心を抱く医師の集まりである。もう三〇年以上の歴史があるが、会員数はいつも一〇〇人に満たない。変わり

者の医師がやたらには増えないという証拠で、むしろ喜ばしいことだと思っている。

毎年二月には総会とシンポジウム。夏には一つのテーマにしぼって勉強会を開く。テーマは世話人会が選定し、演者が自ら決まらなければ、企画委員長の任にある私が選んで交渉にあたる。

一九九八年の勉強会のテーマがホメオパシーに決まり、演者の選定は私にまかせるという。

永松さんか由井さんのどちらかに交渉することにして帰宅すると、別件で永松さんからのファクシミリがとどいている。返事の序でに講師を依頼すると快く聞き入れてくれた。

いつもの伝で司会は私。相変わらず、ホメオパシーへの関心は低いが、型通りの司会をしていると、突然、聞き捨てならないことを言う。

「徹底的に稀釈《きしゃく》して、その物質が一分子も入っていない唯の水が効くなんて、プラシーボ効果にすぎないのではないか」

と西洋医学側が言う。するとホメオパシー側はなんと答えるか。

「徹底的に稀釈して物質性を排して、その物質の霊魂が効くのですよ」

「それ見たことか。宗教みたいなことを言って」

と西洋医学側。

ここではっと気がついたのである。かねがね、霊魂といったって、何もおどろおどろしいものではなくて、場のエネルギーのことなのだと考えていたのである。そうか！　ホメオパシーというのは場の医学だったのだ。

すると、場の医学であるホリスティック医学を追求する者として、ホメオパシーを避《よ》けては通れないのではないか。よし！　このホメオパシーを学んでみよう！　と一瞬にして悟ったのである。

講義が済んでから、永松さんに相談してみたところ、英国で三年間学べばホメオパス（ホメオパシー医）の資格が取れるという。病院に帰って総師長に諮《はか》ったところ、先生が三年も留守にすれば病院はつぶれますよ！と一喝されて、英国行きはご破算に。

結局のところ、永松さんが、すでに開校していたハーネマン・アカデミーの一翼として、医師だけのクラスを新設。全国から一〇人の医師が馳せ参じて船出。ところが月に一回の土・日曜をあてた講義に、言い出しっぺの私がなかなか出席できない。一年以上先まで講演などの予定がぎっしりなのだ。

この窮状をいかに打開するか思案しているところへ、患者さんの代表が三人ほどやって来て、

「……先生、ホメオパシーを始めたそうですが、私たちにはやっていただけないのですか？」

「うん。しかし、本当に勉強を始めたばかりで、いまずぐやれっ！と言ったって無理よぉ……」

「じゃあ、いつになったらやっていただけるんですかぁ？」

「うーん。来年の春かなあ……」

「来年の春？　……それまで私は生きていませんよぉ……」

あながち嘘ともいえない顔だ。そうか！　これは、ある意味では人道問題ではないか。一瞬にして決断。

「よしっ！　善は急げ！だ。すぐにも始めよう。……しかし、まだ修行中の身だ。皆さんの期待に応えられるかどうかはわからない。そのことをまずもって承知しておいて欲しい。……その代わり、しばらくは無料でやることにしよう」

三人が三様に愁眉を開く。忘れもしない一九九九年七月のことである。

その日から、ホメオパシーの治療を希望する患者さんが殺到した。なんといっても無料が効いたのである。こちらはこちらで「レパートリィ（Repartory　基本的な症状の項目索引）」と「マテリア・メディカ（Materia Medica　薬物事典）」と首っ引きで応戦である。

ビギナーズ・ラックも幸いした。難治性の腸閉塞がカーボ・ヴェグ（Carbo Veg）で改善が見られたり、肝腫瘍からの腹腔内出血がフォスフォラス（Phosphorus）で止血できたりといった目を見張るような著効例にもめぐまれた。

そうこうするうちに秋口のある日曜日、ギリシャ語とラテン語の大家で日本ホリスティック医学協会の顧問でもあった大槻真一郎先生がやって来た。後ろには細谷律子さんと板村論子さんという二人の女医さんを従えている。まるで、助さん格さんを従えた水戸黄門のようでほほえましい。

あなたが舞い上がったと聞いたので、こうして三人でやって来ました。ホメオパシーを日本の医療のなかに弘《ひろ》めるために、あなたが中心になってホメオパシーの医学会をつくってもらいたいのです、と言う。

わが病院のホメオパシーが殷賑《いんしん》をきわめていただけに、これを是として、助さん格さんの力を借りて、さっそく準備に取りかかり、二〇〇〇年の一月に都心で「日本ホメオパシー医学会」の設立総会を開くに至った。

さして宣伝もしなかったのに、五〇名に達する医師が集まったのは、まさにうれしい誤算であった。時代の要請と言いたいところだが、そうではなく、代替療法に関心のある変わり者の医師のほとんどが集合したというのが正直なところではなかったのだろうか。

学会が発足したといっても偉大な素人集団である。まずは会員の一人一人が、ホメオパシー医学の哲学から技術までの一切を身につけなければならない。そのためには、しかるべき指導団体を定めて、そこの研修制度を導入することだ。

指導団体としては英国のファカルティ・オブ・ホメオパシー（Faculty of Homeopathy　ホメオパシー医師団）を選んでその旨をお願いしたところ、秋にバースで今年度のコングレスが開催されるので、そこに出席して、ファカルティの現状を見ていただいたうえで話を詰めようということになった。

バース行きは黒丸尊治さん、細谷律子さん、板村論子さん、そして私の四人。コングレスの合間を縫って、当時の会長であったグラスゴウのボブ・レクリッジさんと、これまたグラスゴウのスティーヴン・ケインさんのお二人に会い、近い将来、ファカルティから講師を派遣していただき、研修を開始することにして帰国した。

ところが、まもなくボブさんからの連絡で、グラスゴウ・ホメオパシック・ホスピタルから講師を派遣するつもりだったが人員に余裕がなく無理だという。それならばこちらから出かけていくしかないなということになり、グラスゴウ詣でが始まる。正味七日間の集中講義を二年間で五、六回。メンバーは黒丸尊治、細谷律子、板村論子、山田義帰そして私の五名。全員が所定の試験に合格して、研修旅行は一旦終了。

その後はグラスゴウの研修制度を導入して学会独自の研修制度をつくって毎年おこなっている。最初の頃は前述のボブ・レクリッジさんやらデヴィッド・レイリーさんなどが何回も足を運んで指導してくださったものである。

ところで二〇〇〇年の一月の学会設立以来今日まで学会の歩んできた道は決して平坦なものではなかったが、特筆すべきものとして、
①第六八回リガ国際ホメオパシー医学会を日本が主催して奈良市で開催したこと。二〇一三年。

②*朝日新聞と日本学術会議によるバッシング。二〇一〇年。

に少しふれておきたい。

リガ国際ホメオパシー医学会は七二年の歴史を誇り、参加は七〇ヵ国。毎年各国が持ち回りで学術集会を開催している。わが学会も設立と同時に入会し、二〇一三年の秋の学術集会を担当した。開催地は奈良市。毎朝の気功の練功や歓迎会における雅楽のアトラクションなど日本色を十分に出し切って、評判は上上、成功裡に終ることができた。

二〇一〇年八月の朝日新聞と日本学術会議によるバッシングはまったく何をか言わんやで、いつでもどこでも物事の本質のわからない頑迷固陋《がんめいころう》の人がいるもので、このような人を説得する気持ちはさらさらなく放っておくつもりだったが、理事会の要請もあって理事長としての公式見解を出したので、その一部を紹介して終りとしたい。

日本ホメオパシー医学会はホメオパシーを日本の医療のなかに弘めるべく二〇〇〇年一月に設立され、現在は医師、歯科医師、獣医師、薬剤師の四部会からなり全員総数は四六〇人

＊朝日新聞と日本学術会議によるバッシング　山口市で起きた女児死亡事件をきっかけに、日本学術会議がホメオパシーを批判、医療現場から排除すべきと会見で発表した。朝日新聞がその後もホメオパシーを危険視する報道をつづけバッシングの勢いを増したため、日本ホメオパシー医学会は公式見解を出す運びとなった。

です。

ホメオパシーは二〇〇年余の歴史を有する代替療法の一つで、多くの代替療法と同じように身体、心、生命の一体となった人間まるごとに働きかけるきわめてホリスティックな医学です。

身体はともかく心と生命については科学がこれを十分には解明していない現在、これらに働きかける代替療法が十分な科学的根拠を備えるわけにはいきません。これは代替療法の責任ではなくまだその域に達していない科学のほうにこそ責任があるのです。

代替療法を用いる場合は科学的根拠には難があることをしっかり押えた上での広い視野と謙虚さが要求されます。

医療とはそもそも、イコール医学ではありません。医学は科学およびそこから生まれた技術であるのに対して、医療とは患者を中心に家族、友人、さまざまな医療者が織りなす〝場〟の営みです。医学はもちろん重要ですが、〝場〟に温もりが与えられて〝治し〟と〝癒し〟が統合されてはじめて本来の医療です。

この癒しを担当するのが代替療法とお考え頂ければよいと思います。治しを担当する西洋医学とは同列には論じられませんが、こと医療となると大事な役割を果たしているのです。

最近の医療現場はなんとなく殺伐としています。医療とはもっと患者にやさしいものであるはずです。

以上のような理由で、私たちは代替療法の存在意義を認め、なかんずく心身に対するやさしさでは最右翼に位置するホメオパシーを日本の医療のなかに弘めるべく日夜努力を重ねている次第です。どうか暖かいかつ厳しい眼で見守って頂きたいと思います。

(中略)

今回はたまたま代役を果たすべき治療法がホメオパシーであったわけで、これが漢方薬であってもアーユルヴェーダであっても結果的には同じだったでしょう。だから、この一つの事件をもって、いきなりホメオパシーを非難するのはなにか唐突な感じがしてなりません。

日本学術会議の談話も、医療と医学をはっきり区別せず、また医療現場の抱える問題に直面しないがための誤解と受け取りました。ホメオパシーは代替療法の一つ、代替療法は本来の温もりのある医療の一翼を担うものとする本会の姿勢をおわかり頂きたいと思います。

私たちが望むのは、あくまでも医療の復権です。

最後に、わが病院におけるホメオパシーはこのバッシングにも少しも動ぜず、いまやわが対がん戦略になくてはならないものになっていることを付け加えておく。

一四　「養生塾」設立　二〇〇〇年

ホリスティック医学は人間まるごとであるから、病というステージに止《とど》まらず、生老病死のすべてのステージを相手にしなければならない。とすれば、従来の医療という枠組みにはとても納まり切れるものではなく、いわば医療と養生の統合された新しい地平を開かねばならないと考えるようになってきた。

話は変わるが、当時、いまでも敬愛して止まない、わが太極拳の師である楊名時《ようめいじ》先生と月に二、三回のペースで酒を酌み交わしていた。先生のご自宅の居間兼応接間といった風情の広い部屋で、いくつもの書画や彫像に囲まれながら、ビールの後は先生が日本酒、私が先生の故郷山西省の銘酒・汾酒《フエンチユウ》。これが本当の日中友好だと言いながら、中野完二師範の言によれば、二人して手酌体質を極《き》め込むのである。

時間もいつも決まっている。夕刻の六時半から八時半までの二時間である。向き合って杯を挙げれば春風駘蕩《しゆんぷうたいとう》。飲むほどに酔うほどに瑞気天堂《ずいきてんどう》に満つといった風情なのだ。二人して酒を酌み交わしていることが、そのまま二人の養生になっているのだ。幾度《いくたび》重ねたかわからない、あの濃密な時間はわが人生の宝物だ。楊名時先生と同じ時代を生きた仕合わせを折にふれて噛みしめている。

そんなある夜、ふと閃《ひらめ》いたのである。「楊名時太極拳二一世紀養生塾」という言葉が右の中空に浮かんだのである。そこで、ホリスティック医学を成就するためには養生がどうしても必要であること。それも、これまでの身体を労わって病を未然に防ぎ天寿を全うするといった守りの養生ではなく、日日生命《いのち》のエネルギーを勝ち取っていき、死ぬ日を最高に、その勢いを駆って死後の世界に突入するという攻めの養生が必要であること。

そこで、その攻めの養生を果たしていく人を一人でも多く世に輩出するための塾をつくりたい。そして、その名称を先生のお名前をお借りして、「楊名時太極拳二一世紀養生塾」としたいということをお願いしたのである。先生は終始笑みを浮かべながら、うん、うんと頷いて聴いていたが、最後に一言、よろしいよと快諾してくれたのである。

当初の企画では、まず五〇人の塾生を募集して、期間は六ヵ月間、毎週火曜日の一六時三〇分から一八時までの一時間半を開塾するというものであった。内容としては練功と講義。練功の中心には楊名時太極拳を据え、講義は私が養生についてのあれこれを話すというものであった。

まず塾生の募集方法であるが、初回は新聞の折込み広告をしてみたが、これは思ったより高価で、川越市のごく一部しか入れられなかったので、初回だけで止めて、後は病院のロビーに掲示したこともあったが、結局、会を重ねる毎に口コミで十分ということがわかったので何もしないことにした。

楊名時太極拳を半年間くらいしたって何にもならないだろうという批判もあったが、太極拳を身につけるのが目的ではなく、太極拳を通じて私たちの故郷である虚空《こくう》を感じてもらえばよいのだということでご理解をいただいた。そのうえ、だんだんとリピーターが増えてきたので、さして問題にならなくなった。

次に私の講義であるが、最初は半年間のカリキュラムをつくってみたが、リピーターが増えてくると、同じ話をするわけにもいかず、毎回身辺で起こったことを当意即妙で話すことになってしまった。お世辞にも、先生のお話が楽しみで……と言われると、満更でもなく、こちらも話したくなるから不思議だ。

初回は五〇人の募集に七五人の応募があったので、すべての人に来ていただくことにした。当時の院内道場は四八畳敷だったので、太極拳は二組に分けておこなわざるを得なかった。しかしそのおかげで、他の組の練功をじっくり観察でき、いろいろ参考になった。

太極拳がまったくの初めてという人もいれば、二〇年戦士もいるので、動きが揃わないことおびただしい。それでも決して醜いわけではない。皆さん、じつにいい顔をしているからだ。かつ

て
「太極拳は形ではありませんよ！　生命《いのち》があふれ出ればいいんです」

と言われたのは、いまでも敬愛して止まない仏教学の鎌田茂雄先生だが、たしかに皆さん、その形にはそれぞれ難があっても、じつにいい顔をしているのである。

このいい顔こそ鎌田先生の言われる生命のあふれている証拠ではないか。初めての経験でまだ形どころではないのに、すでに生命があふれているのである。ある年数を経て、調身、調息、調心のレベルが上がって、ある境地を得て初めて生命があふれ出るのかと思っていたが、そうでもないらしい。心根ひとつであふれ出るのだ。

そこで閃いたのである。

凋落《ちょうらく》著しい地球の場の自然治癒力の回復に一役買うことができるのではないかと。

天災も昔より多くなったうえに、紛争となると世界のあちらこちらで勃発し、目を覆いたくなるような惨状である。このまま行くと地球の滅亡につながりかねない。いまや地球の場の自然治癒力の回復こそ焦眉《しょうび》の急《きゅう》である。

それには日日、攻めの養生を果たしながら、ときに生命をあふれ出させる人々を一人でも多く世に輩出させることだ。そのためには、わが養生塾の充実をはかりながら、日本中に、そして世界中に養生塾の分室を拡げていくことと閃いたのである。

そこで、わが養生塾の目的をホリスティック医学の成就から地球の場の自然治癒力の回復にと拡大した次第である。そして忘れもしない二〇〇五年七月三日、楊名時先生が幽明界《ゆうめいさかい》を異《こと》にされた後、虚空の先生に相談したうえで、名称も、『帯津良一「場」の養生塾』と改めた次第である。

内容も少しずつ変化して、現在は、

（一）八段錦の一部、三円站桩功《さんえんたんとうこう》、楊名時太極拳。部分稽古。（三〇分）

（二）講義（三〇分）

（三）新呼吸「時空《じくう》」（三〇分）

という配分になっている。

全国の養生塾分室の状況ということになると、

① 札幌養生塾。一〇年近く熱心につづいたが、責任者の佐々木梅子さんの高齢を理由に、二〇一六年をもって終了。北海道大学理学部卒の才媛。実際のフットワークもよければ、全国を股にかけてのフットワークもよく、至って若々しく、まだまだ養生塾をつづけていただきたい存在。

② 盛岡養生塾。一〇年ほどつづいたが、責任者は二代目の熊谷幸子さん。お母さんのような看護師長さん。二〇一六年は何か事情があって休会したが、その代わりに酒を酌み交わす会を忘れないところがいい。ハイカラな盛岡の街もいい。

③　群馬養生塾。ここも一〇年ほどの歴史。地味ではあるが堅実につづけている。一昨年は青木新門さんをお呼びした。
責任者の岡庭和子さんは自らのがんの経験を生かして、群馬県がん患者団体連絡協議会副会長、リレー・フォア・ライフ〈群馬〉副実行委員長、ぴあサポート〈ぐんま〉理事など八面六臂《はちめんろっぴ》の活躍。そのうえ、ご本家であるＮＰＯ法人川越養生塾の理事も務め毎週愛車を駆って川越までやって来る。
④　水輪養生塾（長野）。長野県は飯綱高原にあるホリスティックスペース。川越の養生塾発足と同時に分室としての名乗りを上げた最古株。
一回が三泊三日の日程で、年四回という充実ぶり。講演、気功、車座交流会、そして懇親会と盛り沢山だ。

とくに車座交流会はここが発祥の地だけあって、三時間のを二回という充実ぶり。塩澤みどりさんのファシリテイター振りも、これまた充実の一途をたどっている。

車座交流会でホメオパシーが俎上《そじょう》にのせられる機会が多いのもここの特色か。

ご主人の研一さんのつくるビーフ・ステーキが私個人としての魅力の一つ。さらにウイスキーの名品が揃っているのも、亦、楽しからず哉ということか。
⑤　芦屋養生塾。責任者の平垣美栄子さんは、中心街にハーブの店を営んでいる。歴史は浅く、

まだ数回というところだが、会場となる仏教伝道会館がいいし、宿舎となる竹園旅館も格別だ。練功の後の生ビールの味もさらに格別だ。

⑥　岡山養生塾。責任者は春名伸司さん。県庁の職員でありながら、中咽頭がんⅣ期を見事に乗り切った経験をもとに、がんの語り部として全国を飛び回っている。彼との出会いは四万十の養生塾。Ⅳ期の中咽頭がんという難関中の難関を乗り越えたことに敬意を抱いて接していたが、彼の演ずる郭林新気功《かくりんしんきこう》を見て、その理由をはっきりと確信したのである。

郭林新気功は、郭林さんという女流画家が自らのがんを克服するために編み出した気功で、中国のがん患者さんの間に広く普及している功法である。

春名さんの郭林新気功が只者ではないのである。北京や上海のがん症クラブで、この功法の多くの名手たちを見ているが、彼の気功はその名手たちと比べてまったく遜色がないのだ。

訊いてみると、ひと頃は近くの海岸で一日一〇時間くらいの練功に励んだというのだから。その気迫たるや並大抵ではない。そのうちに、彼の気迫を世に伝えたくなり、『がんの手術をする前に』（創元社、二〇一二年）を共著で上梓《じょうし》したのである。

いつも多くのがん患者さんで賑わいを見せているが、その一因として中島明子さんという名伯楽の存在も忘れてはならない。彼女の仕事の内容については詳しくは知らないが、彼女の討論を盛り上げる司会進行の見事さは彼女の本職とは無縁ではないはずである。興味のある方は彼女の著書『職場のストレスチェック実践ハンドブック』（創元社、二〇一六年）を参考にしていただきたい。

⑦　高松養生塾。責任者は市内で歯科医院を営む立本悟さん。自ら愛車を駆って、空港への送り迎えをしてくれるが、わずかな信号待ちを利用しても、せっせと歯を磨いているのには、さすがはプロと舌を巻いている。

会場は瀬戸内海を一望できる五色台にある保養施設から最近は市内にある由緒ある名園に場所を移しておこなわれている。

いつも、仏教学者にして神学者の岡野守也さんご夫妻が参加してくれるのもうれしいことである。

⑧　松山養生塾。責任者は医療ジャーナリストの大政智子さん。何回かいっしょに本をつくってきたなかで、彼女が名乗り出て、すでに二回の養生塾を経験した。

松山出身ではあっても、現在の生活の基盤は東京だから、何かと隔靴掻痒《かっかそうよう》の感は否めないところである。

しかしなんといっても正岡子規、秋山真之の「坂の上の雲」の土地である。それに夏目漱石も加わって、ロマンに満ちた風が流れている。まだ養生塾は二回開いただけだが、これからに期待したい。

⑨　四万十養生塾。中医学の泰斗、篠原明徳氏率いる中医学研究所に端を発し、一条神社の河村祐子さん率いる「四万十の暮らしを考える会」がこれを引き継いで、風光明媚な土地柄にふさわしい、充実した養生塾をつくってきたが、ここ何回か鳴りをひそめている。
なんといっても酒と鰹の街である。「常連」さんなる割烹料理屋さんが忘れられない。
⑩　ゆふいん養生塾。勇将、平野耕吉さんの下、堅実な歩みをつづけてきた。二〇一六年は、なんと養生塾開催の前日に地震におそわれ、開催延期を余儀なくされたが、少しもひるむことなく、二〇一七年四月に一〇周年記念の会を開く。
地震で倒壊するまで終始、会場を提供してくれた日本文理科大学の研修所、もてなしの極致を見せてくれる「亀の井別荘」。足利能忍師の臨済宗の名刹「仏山寺」などが、いうなれば一つの文化、すなわち〝ゆふいん文化〟を築き上げた感がある。

毎回、福岡から馳せ参じてくれる、松尾倶子さん率いる「青葉の会」の面々も、さらには日本ホリスティック医学協会福岡事務局の浜田光好さんを中心とする面々も、まちがいなく〝ゆふいん文化〟の一翼を担っている。

そのうえに、酒に焼酎にウイスキー、関鯖に豊後牛と旨いもののオンパレードである。これからがますます楽しみになってくる。
⑪　鹿児島養生塾。本拠地はツルの渡来で知られる出水《いずみ》市。率いるは空手と太極拳の前田篤宏

師範。水俣市が近いためか、空にかなしみが漂っているように思えてならない。

それに前田師範については楊名時先生の口の端にときどきのぼっていたので、他人事に思えないのである。

例の楊名時先生との酒席においては、先生はめったなことでは、その場にいない人のことを話題にすることはなかった。そんななかで、先生が何かいとおしむような表情で前田師範にふれたことが何回かあったのを憶えている。

ということで彼にはなんとなく初めから好感を抱いていたのである。これからもその気持ちに変わりはないだろう。
⑫ 沖縄養生塾。ここは分室としての名乗りを上げたのは水輪に次ぐ二番目なのであるが、水輪とちがって、何もないところから出発したということでは初めてということになる。
那覇市での講演の後、最後列にいた人が挙手。

「さきほどの養生塾の話を聴いた途端、ふるえが止まらなくなりました。……その養生塾には沖縄からでも参加できるのでしょうか」

「できますけれど、毎週ですから……大変でしょう……」

それから何日かして、彼が、東京まで来る用事があったのでと言いながら川越に現れたのである。現在も代表を務める、天遊会なる気功の団体を主宰する奥田清志さんである。

こうして発足して以来、年に二回の開催を一〇年つづけて、一旦区切りをつけ、いまでは〝帯津良一ファンクラブ〟の体裁で年一回の養生塾をつづけている。

この奥田ご夫妻と、その縁戚にあたる三枝ご夫妻が中心になって、ファンクラブの輪はゆるぎないものとなっている。


以上のように全国の養生塾はそれぞれが独自のスタイルをつらぬいて、自由自在に活動を拡げている。まだ地球の場というわけにはいかないが、少なくとも日本の場ということになると、その自然治癒力を上げるために、それなりの貢献を果たし始めたのではないかと自負しているところである。

そして、ご本家の川越養生塾では、内容は変わらないが、半年間の期間限定を撤廃して、無限定の会員制を取ることにしたうえに、少しでも組織を固めるために、NPO法人になって、すでに一七年になる。

一五　帯津三敬塾クリニック開設　二〇〇四年

　ある日、大学時代の友人の古瀬彰さんが、本当に久しぶりに電話をかけてきた。かつては東京大学胸部外科教授。その当時はＪＲの経営する鉄道病院の院長を務めていたはずだ。池袋にある、ＪＲ直属のホテル・メトロポリタンの会長さんがあなたに折り入って頼みたいことがあると言うので聞いてやって欲しいと言う。

　彼が受話器を置くや否や、すぐに当の会長さんからの電話である。折り入って頼みたいことがあるので、本来なら私が川越まで伺ってお願いするのが筋であるが、もし先生が池袋のホテルまでおいでくだされば一献差し上げながら話ができるので、こちらのほうが私としては望ましい、いかがいたしましょうかと。

　それならば一献のほうがいいですねぇと訪ねていく。ホテル内の和食の店に通され、同席は、たしか専務理事さんのような立場の方がお一人。それまで、このような場所で飲むことが少なかったせいか、給仕をしてくれる女性の和服の袖からこぼれる二の腕ならぬ前腕の美しさがいまでも蘇ってくる。

会長さんの話はこうである。これからの日本のテーマは観光と健康である。JR東日本としては、観光はこれまでに十分に携わってきた。これからは健康の方面に進出していきたいと言う。

そこで、まずはホテル・メトロポリタンのなかに診療所（クリニック）を開きたい。ただし、普通の西洋医学だけのクリニックではなく統合医学のクリニックを開きたいと言う。何か統合医学に対して特別な思いがあるらしいが、それについては明言しない。

そこで統合医学の第一人者である先生にお願いしたいのは、先生のお弟子さんか何か、先生の息の掛かった医師を紹介して欲しいのであると。私の専門は統合医学ではなくホリスティック医学なのだがと心中思ったが、この場合はまったくその差は関係ない、どちらでもいいのである。

そうはいっても、そう簡単に○○先生というわけにもいかないと考えながら、はっと閃いたのである。このことがJR東日本さんの意識であるとすると、今回の統合医学クリニックの試みがうまくいくと、JR東日本の主要な駅に隣接するホテルに次々と統合医学クリニックが誕生することになるのではないかと。

そうなれば、統合医学をもって東日本を征圧できるぞ！　ならばここはどうしても成功させなければならない。となれば、ここはどうしても私がやるべきだろうと、そう思った途端、言葉が口を衝いて出てしまったのである。

「これは日本の医療の将来にとって、きわめて大事な話なので、私が自分でやりますよ！」

「えっ！　本当ですか！　それならばそれがいちばんですよ！……」

ということで話はあっという間に決まり、次回の約束をして別れる。

翌日、病院で事務総長に事の顚末を話すと、これはひょっとするといい話かもしれないが、いくら会長さんの意思だといっても、只で貸してくれるわけはないし、内装工事もしなければならないし、人を集めるとなれば、それなりの運転資金も用意しなければならない。……となると、これは相当な金額になりますよと言い、そんなお金、病院ではとても用意できませんと言う。

こういう経済的な話になるとまったく疎いのが私だ。だからこそ苦手の経営は彼にまかせ、自分は臨床に徹してきたのではないか。さあ！　困った。別れるときの会長さんの喜びようを思うと、いまさら断るわけにはいかない。すると、またここで閃いたのである。それはC化粧品会社のI社長さんのことである。

その頃はすでに講演の依頼が多くなっていて、年一〇〇回のペースになっていた。そして、そのくらいになると、〝追っ掛け〟と呼ばれる人々が現れる。私の講演を贔屓《ひいき》にしてくれて、いつも前のほうの席に陣取っている人たちである。

大抵は、どちらかというと若い女性なのだが、そのなかに混じって中年の男性が一人気になっていたのである。人品骨柄《じんぴんこつがら》卑しからざる人で、いつも二人の女性を従えている。いかにも秘書さんという感じである。

いつも最前列近くに陣取っていて、笑うべきところでは率先して大声で笑ってくれる。これは演者としては大変ありがたいことなのだ。ここで笑いを！ということで期待しているのに、誰も笑ってくれないと、まさに拍子抜けで、なんとも意気が上がらないのである。

そんなありがたい人でも講演会場では、しても会釈くらいで、話しかけるということはまずない。だから、時に、どんな仕事をしている方なのだろうかとふっと思うことはあっても、それまでのことである。そうこうしているうちに、彼が折り入ってお願いがあると言って訪ねてきたのである。例によって二人の女性を従えている。

化粧品の会社を経営していると言い、ついては会社の顧問になって欲しいと言う。もちろん、こちらに異存はない。お引き受けしてしばらくして講演を依頼されて本社に行ってみておどろいた。すばらしく大きくてきれいな会社なのである。

その社長さんが、先生が一旗揚げるときはその旨を仰ってください、お手伝いしますからと言ってくれていたのを思い出したのである。そこで、このたびの件をお願いしてみたのだ。あぁ、いいですよぉとじつにいい返事である。おかげさまで、まったく借金をせずに、スタートできたのである。感謝感激とはこのことだ。

会長さんの希望に沿って、まず統合医学について考えてみた。統合医学というのはいうまでもなく、西洋医学と代替療法との統合である。いわば混合診療である。法律的には認められていないので、川越の病院のように、それなりの手続きをして、長年の実績のある場合はいいのだが、新たに始めるとなると、実際の手続き以上にハードルが高いのだ。

そこで、まず統合医学をあきらめて、代替療法だけでいくことにした。西洋医学を必要とする場合は川越に行っていただくのである。つまり、池袋と川越とを合わせて統合医学としたのである。

診療科目としては

①漢方薬
②鍼灸
③気功
④ホメオパシー
⑤サプリメントなどのその他の代替療法

として、漢方薬担当は滝原章宏医師と私。鍼灸は鵜沼宏樹鍼灸師、気功は山田幸子看護師と鵜沼宏樹さんと私。ホメオパシーは板村論子医師と私。さらに、これらを一くくりにした〝がんよろず相談〟を私が担当。

このように、それぞれのエキスパートを揃えて出発したが、エキスパートをあてるのは当然として、本当はここに、この上ないエネルギーの、あるいは自然治癒力の高い場を築いてみたかったのだ。

医療とは患者さんを中心に、家族、友人、さまざまな医療者が織り成す〝場〟の営みであるというのが私の持論で、患者さんはいうまでもなく、すべての当事者が自らの内なる生命場のエネルギーを高めながら、他の当事者の生命場にも温かい眼差しを向けることによって、医療という場のエネルギーが高まる。その結果、患者さんは病を克服し、その他の当事者もそれぞれ癒されていくというのが私の医療観なのだ。

もちろん、このことは川越の病院でも初めから目指していた。西洋医学の限界を超えて理想のがん治療を打ち立てようという大志を抱いて集まってきた人たちである。いま振り返っても、それはそれはエネルギーの高い場であった。しかし、

年年歳歳花相似たり

歳歳年年人同じからず

である。人の出入りもあれば、同じ人でもその内容は自ら変化していくものである。

ちょうど池袋のクリニックの話が浮上したときは、川越の場のエネルギーの低下を感じて内心苦慮していたのである。その原因はいろいろ考えられるが、いちばんの原因は山田幸子師長（総師長の地位は他に譲って、無任所師長として腕を揮《ふる》っていた）と、鍼灸と気功を担当していた鵜

沼宏樹さんの二人が戦列を離れようとしていたことにある。

なぜ、この二人が戦列を離れようとしていたかについては憶測抜きでは語れないので、ここでは差し控えるが、病院の場のエネルギーを高める貢献度ということになると、この二人はその双璧であった。

他でも述べているように、山田幸子さんは新設された病院の初代総師長として都立駒込病院から迎えた人である。彼女はいわば同僚であった。それも私は食道がんの手術を担当し、彼女は集中治療室勤務という、ほとんど毎日顔を合わせるという間柄であったのである。

だからこの話も口説いて口説いて口説き落としたという感覚はまったくない。一夕、杯を傾けながら、これからやろうとしていることを、それほど興奮もせず静かに説いただけで彼女は乗ってきたのである。

生まれ育った土地、それも東京の下町という情緒が漂う土地を捨てなければならない。それに地方公務員の老後の保障も捨てなければならないといった大きな犠牲を払ってまでしてである。

しかも、目指すは中西医結合からホリスティックへという未知の世界である。試行錯誤の山のなかを分け入っていくのである。私自身にしても確たる自信はない。そんな私を彼女は徹底して支えてくれた。それは筆舌に尽くしがたいものがある。彼女だけではない、じつに多くの人々の支えがあったからこその現在なのであるが、彼女の存在があまりにも大きいのである。

たとえば、中西医結合といえば中国医学と西洋医学を統合することである。ということは漢方薬、鍼灸、気功、食養生を駆使できなければならない。鍼灸は専門のスタッフがいるからよいとして、漢方薬は北京の中日友好医院の李岩《りがん》副院長を一ヵ月くらいの期間で何回かお呼びして特訓を受けることから始まった。

日曜日を除く毎日、仕事が済んでからの特訓であるが、誰も休まない。山田幸子さんも生徒の一人として出席しながら、李岩先生の身の回りの世話までやいている。さらに、先生が中日友好医院のがん患者さん用の給食メニューをとどけてくれると、これを私たちの病院の給食に活用すべく、栄養士さんといっしょになって工夫に余念がない。そしてそのメニューが、まずは朝食用として実施されると、食事時にはかならず病室を回って患者さんの感想を聞いている。

気功については楊名時太極拳を学びながら中国から新しい功法がもたらされるたびに、これを学び、かつ看護師さんの間に率先して拡めるといったように、まさに八面六臂の活躍。病院の場のエネルギーは弥《いや》が上にもあがること受け合いである。

もう一人の鵜沼宏樹さんとは北京で知り合ったのだが、彼は当時、北京中医学院（現北京中医薬大学）で鍼灸を学びながら、街の気功の名人を訪ねては教えを乞うていたのである。気功が好きで好きでたまらなかったと言う。

帰国して大森の後藤学園を卒業して国家資格を取得すると私のところにやって来た。就職の相談だと言う。自分は鍼灸師として仕事をするのは当然だが、本当は気功がやりたいのだと心情を吐露したうえで、鍼灸師としてはたらきながら気功も担当させてくれるような病院があるでしょうかと問う。

そのような病院はない。あるとすればうちぐらいなものだと答えると、それならば願ったり叶ったりですと言ってうちに就職してきたのである。気功の申し子のような彼を得て、わが道場に筋金が入った。錦上花《きんじょうはな》を添えるとはこのことである。彼もまた病院の場のエネルギーを上げるためにどれだけの貢献をしたことか。

この二人を同時に失おうとしているのだから、病院の場のエネルギーの損失は甚大だ。ところが、じつにタイミングよくクリニックの開設と重なった。まさに捨てる神あれば拾う神あり。山田幸子さんには師長として、鵜沼さんには鍼灸と気功担当としてクリニックのスタッフになってもらうことになった。という展開を目の当たりにしたとき、よし！　それならばクリニックにおいて最強の場を築いてみよう！という野心を燃やした次第である。

わずか一〇人足らずのクリニックである。一五〇人もの大所帯の病院に比べれば、はるかに楽に理想の場を手に入れることができようと思ったが、さにあらず。物事はそう簡単には運ばない。しかも、クリニックの開業以来一三年の月日はあっという間に過ぎたが、いろいろ紆余曲折はあるものだ。人の出入りもそれなりにあるものだ。

まずは鵜沼宏樹さんが開業することになってクリニックを去った。私としては盟友を失うのはつらいことだが、鍼灸師さんというものは一度開業して、個性の発現を目指してもらいたいという気持ちも一方にはある。心からエールを送ったものである。

ところが開業したのがクリニックのあるホテルの隣のビルであるうえに、朝の気功は相変わらず担当してくれているので、幸いなことに、別れたという感じはまるでない。クリニックの場のエネルギーの向上にはこれまでどおり貢献してくれている。

山田幸子さんはというと、一二年間務めて、八〇歳を機に勇退を申し出た。さらに勇退と同時に生前法要を営んだのだから、なんとも垢抜けした去り方ではないか。それでも毎週木曜日にはクリニックにやって来て、私の帰宅の足になってくれているので、これまたクリニックの場のエネルギーの向上には無縁ではないだろう。

その他では永い間、理事長を務めてくれた板村論子さんが去って、代わりに細田泰之さんが就任したのをはじめ、いくつかの人事の交代はあったが、さて、クリニックの場のエネルギーや如何に？

その評価はまだまだ時期尚早。多少の身贔屓《みびいき》も加わって、潜在能力はあると踏んではいるが、大輪の花を咲かせるにはさらなる努力の歳月を必要とするだろう。この道は遠けれど、この道の他に道はない。亦、楽しからず哉ということか。

一六　日本ホリスティック医学協会　会長辞任して名誉会長に就任　二〇一五年

先にも述べたように、会長に就任したのが一九九七年。藤波襄二初代会長の顰《ひそみ》に倣《なら》って、一〇年目の二〇〇七年に辞意を表明したところ、七五歳までつづけて欲しいと言われて続投。七五歳になった二〇一一年に再度辞意を表明したところ、もう少しと言われて、ここも続投。そして七九歳の二〇一五年の総会で辞任が認められ、名誉会長に就任した。

辞任が認められた直後の講演で、司令官を解任された際のアメリカのダグラス・マッカーサー将軍の

老兵は死なず。ただ消え去るのみ

Old soldiers never die , they just fade away

をお借りして皆さんに別れを告げたところ、頷いてくれた人はごく少数で、今昔の感は否めなかったものである。

少し間を置いて、会長としての一八年間を振り返ってみた。私はもともと会長向きではないの

だ。そもそも問題意識というものがないのである。現状はすべてそのまま受け入れてしまい、より高みを窺《うかが》うなんて気はさらさらないのである。

理事会での発言のすべてが、ごもっともに思えるのである。初めから議論にならないのだ。大体がその理事会が欠席がちときているのだから、どうしようもない。主として講演であるが、土曜日曜は一年ぐらい先まで予定が詰まっているのである。

ということで、実務的なことではまったく会長の体《たい》を成していないのだ。それでは一八年間、協会のために何もしなかったのか……ここではっと気がついたのである。そうだ！　講演と執筆があるではないかと。この二つによって、協会の宣伝ということでは大いに貢献したのではないか。

講演はもうしばらく前から年間一〇〇回のペースを堅持している。ざっと数えて一八年間で一五〇〇回というところか。執筆となると見当もつかないので、コンピュータの扱いになれた職員に調べてもらった。

すると、これまでに二六九冊。会長の任にあった一八年間に限ると二三〇冊ということがわかった。もちろん対談や監修も数に入っている。それでも年間にすると一二冊強ということになる。一ヵ月に一冊の割である。ひと頃〝月刊おびつ〟とからかわれたことがあったが、あながち誇張でもなかったようだ。

このように、講演と執筆でホリスティック医学の普及に貢献したことは多少誇りに思ってもよいだろう。

さらに協会の実績となれば毎年一回おこなわれる「ホリスティック医学シンポジウム」の開催である。ちなみに私が会長在任中の一九九七年から二〇一五年の間のテーマと出演者を次頁から挙げてみよう。紙面の都合で、本部主催のものだけ挙げてもこれほどである。テーマも出演者もじつに多士済済《たしさいさい》。大いなるエネルギーを感じるのは私だけではないだろう。

さらに、一八回のシンポジウムのうち一七回にシンポジストとして参加しているのは、私としては出色《しゅっしょく》のできばえ。ご苦労さんと自らを励ましてやりたいところである。

ホリスティック医学シンポジウムの軌跡

1997 年	「人間・地球・宇宙まるごとの医学」（2 日間開催） 藤波襄二、ダニエル・エスキナッチ、渥美和彦、帯津良一、河野友信、桐島洋子、高江洲義矩、高柳和江、佐治晴夫、西丸震哉、カール・ベッカー、立花隆、飯田史彦、吉田敦彦、本宮輝薫
1998 年	「癒しのライフスタイル　～愛する人が病んだとき～」（2 日間開催） 新開省二、神庭重信、森本兼曩、キース・ブロック、ペニー・ブロック 、宗像恒次、イアン・ゴウラー、帯津良一
1999 年	「東西統合を超えたホリスティック医学の時代へ　～ 21 世紀に向けて日本ならではの実践のとき～」（2 日間開催） 帯津良一、森和、上馬場和夫、矢山利彦、永松昌泰、三浦於菟、衣川湍水、高木邦彦、ジョナサン・モンクトン、ダニエル・エスキナッチ
2000 年	「病む　治るとは　どのようなことか　～新しい生命論について先端科学者とディスカッションを試みる～」 森山茂、長濱晴子、中村量空、西山賢一
2001 年	「病と癒しのスピリチュアリティー　～賢い「患者学」を身につけるために～」 柳原和子、上野圭一、帯津良一、ハリー・オースティン・イーグルハート、川戸圓、久米小百合
2002 年（15 周年）	「いのちの力　～こころ・免疫・遺伝子、そして自然治癒力～」 村上和雄、宗像恒次、小田博志、高橋秀実、帯津良一

2003年	「ホリスティック医療の成果と展望 　～医師たちによる実践報告～」 帯津良一、田中 実、佐藤務、衞藤公治、降矢英成、 山本百合子、樋田和彦、黒丸尊治、山本哲郎、杉 謙一
2004年	「がんを病むことの意味 　～その本質にせまり新たな取り組みへ～」 カール・サイモントン、高橋秀実、大森隆史、恒川洋、 本宮輝薫、帯津良一
2005年	「アレルギーからの開放を目指して 　～現代人の悩み、アレルギーを癒すために～」 帯津良一、上野川修一、石井正光、江部康二、下津浦康裕、 本宮輝薫
2006年	「生命まるごとの医学 　～ホリスティック医学の原点から未来へ～」 帯津良一、上野圭一、黒丸尊治 、岸原千雅子、山本忍
2007年 (20周年)	「つながりの医療の創造へ 　～食農・環境・教育とのコラボレーション～」(2日間開催) 松井孝典、帯津良一、仁田新一、上野圭一、降矢英成、 岸原千雅子、山本忍、長谷部茂人、本宮輝薫 、黒丸尊治、 川嶋朗、福岡博史、林真一郎、上原巖、吉田敦彦、 諸富祥彦、鈴木俊輔、石川眞樹夫、安珠、飯田みゆき、 安藤康弘、吉田比登志、福田俊作
2008年	「万人のためのホリスティック医療 　～もっと身近に、もっとあたりまえに～」 田口ランディ、帯津良一、西谷雅史、山本百合子、 石橋建三、京ヶ島弥生
2009年	「いのちの旅　～ホリスティック医学の死生観～」 青木新門、帯津良一、萩原優、浦尾弥須子、吉井涼子

2010年	「ホリスティック・ガイア　～生かされるいのちの響き～」 映画「ガイアシンフォニー第7番」上映 龍村仁、帯津良一、上野圭一、山本竜隆、原田美佳子、織田聡
2011年	「未来につなぐいのち　～ホリスティックコスモロジー～」 映画「ホピの予言」上映 帯津良一、山折哲雄
2012年 (25周年)	「いのちに学ぶ　生きる意味　～ひと、自然、医療～」 岡野守也、上野圭一、帯津良一、山本百合子、愛場庸雅、福田俊作、中ルミ
2013年	「いのちに向き合う　ライフ・レッスン　～病が教えてくれた自分らしい生き方～」 帯津良一、曽我千春、宮崎ますみ
2014年	「終末期に寄り添うホリスティックケア　～ふれあうこころ・支えあうかたち～」 川島孝一郎、帯津良一、黒丸尊治、山本百合子、二見典子
2015年	「平成医療維新　～ホリスティックヘルス塾　開塾！～」 帯津良一、川嶋朗、船戸崇史、朴澤孝治、川畑のぶこ、寺山心一翁

第2章

いま・行く末

一　帯津三敬病院の現在

日本ホリスティック医学の会長を辞任してからはとくにこれといったアクションは起こさず、沈思黙考《ちんしもっこう》を決め込んだ。これを機会にわが来《こ》し方行《かたゆ》く末《すえ》に思いを馳せていたのである。

それにしても、問題は来し方のほうである。中西医結合からホリスティック医学を追い求めてきた三五年間を振り返るとき、意気込みだけは自信があるが、結果としては、いささか思案《しあん》に暮れるところだ。

これまでの三五年間に思いを馳せるとき、まさに今昔の感に耐えないところだが、一つの方法論としてのホリスティック医学を手にしたわけではない。人間を身体（Body）、心（Mind）、いのち（Spirit）に分けてしまうこと自体はホリスティック医学に逆行することになるが、あくまでも便宜上のことだ。とりあえずは分けてみる。

そして、身体には西洋医学を、心には各種心理療法、さらにはその前提としての〝生きるかなしみ〟に対する配慮を据え、いのちには世にごまんとある代替療法のなかから選んで個性的な戦略を組み立てるのである。個性的とはいっても、その基本的な枠組みは自《おの》ずから決まっている。

まず土台は養生である。

①心の養生。なんといっても心のときめきである。ときめきのチャンスは誰にでも平等に訪れるのだから、チャンスはかならずものにする。

②食の養生。病院給食の基本は玄米食と漢方粥《かんぽうがゆ》であるが、万人向きの食養生というものはないとの考えから、一人一人が自分の食について理念を育てていくようにすすめている。

③気の養生。気功はつねにわがホリスティック医学の中核をなしてきた。現在では院内の道場で週に一五功法が三〇番組おこなわれている。指導は職員と患者会の世話人合わせて一〇人以上がこれにあたっている。

こうして養生の部分を固めたうえで、西洋医学で何ができるのか。手術は？　抗がん剤は？と検討したうえで、漢方薬は？　鍼灸は？　ホメオパシーは？　心理療法は？と俎上《そじょう》に載せていく。

そして、代替療法の陣容となると、心理療法は二人の心理療法士さんたちがこれを担当し、長い間の伝統を保持している。鍼灸はこれまたハイレベルだ。しばらく二人でやっていたが昨年、一人が去って、現在は一人だが、これもじつに優秀なスタッフだ。

漢方薬は滝原章宏医師を中心に生薬を駆使し、薬局には患者会の会報にホリスティック的なエッセイを連載する山村智薬剤師がいた。山村さんは二年前に家庭の事情で当院を去ったが、現在の薬局の四人のスタッフはいずれもそれなりにホリスティックである。食事については、しばらく幕内秀夫さんが個人指導を担当していたが、いまでは栄養科のスタッフが十分にその任を果たしている。

気功については、ビワ灸療法を担当する大野聰克さんが郭林新気功《かくりんしんきこう》を、元総師長の山田幸子さんと栄養科の安倍敏子さんが宮廷二一式呼吸健康法を、帯津が新呼吸法「時空《じくう》」と簡化外丹功《かんかがいたんこう》を、患者会の山口正市会長と坊迫郁代さんが楊名時太極拳《ようめいじたいきょくけん》をと、じつに多士済済《たしさいさい》。

さらに、一七年の歴史を刻むNPO法人『帯津良一「場」の養生塾』と池袋の帯津三敬塾クリニックでの練功がこれに錦上花《きんじょうはな》を添えている。そして大きな力となっているのが長山康彦さんを中心とした三人のソーシャルワーカーである。ホリスティック医学の基本は相手の生きるかなしみを敬って寄り添い合うことであるが、そのための潤滑油の役割を果たしているのがソーシャルワーカーだ。われらが陣営の誇りといってもよいだろう。

ホリスティック医学への志《こころざし》あるいは意識ということになると、医師に関しては原田美佳子医師を中心にかなり高いものがあるし、看護師さんのそれも十分に評価に耐え得るものがある。さらに院長、総師長、事務長などの経営陣のそれもそれなりのレベルを保っている。

さて、ホリスティック医学は場の医学であるから、病院の場のエネルギーは高くなければならないという見地から見ても、三五年間の実績としては満足すべきものなのではないだろうかという思いがある一方、いや、まだまだだ！　こんなところで満足していてはいけないのではないかという思いもあって、日本ホリスティック医学協会の会長を辞任した後、さきにも述べたように沈思黙考を決め込んでいたのである。

問題はこれまでやってきたことの評価である。そのために高みからわが病院を俯瞰《ふかん》してみた。

するとどうだろう。一五〇人の職員のうち私と志を同じくするものは三〇人と見たのである。ホリスティック医学を追い求めていくためには三〇人の同志がいれば十分にやってはいける。しかし、いやしくもホリスティック医学を追い求めていることを高言《こうげん》する以上、全員とまではいかなくても、もっともっと高い同志の占有率を求めなければいけないのではないかと考えたのである。全員が一丸となって同じ志を共有するのが理想だが、独裁国家でもないかぎりそのようなことはまずないだろう。それでは何パーセントくらいあれば合格とするのだろう。

ところで、これまでも何回となくふれてきた初代総師長の山田幸子さんのことである。中西医結合からホリスティック医学への未知の世界に分け入っていく私の判断および行動にまったく異を差挟《さしはさ》まなかった。その活動については既述のとおりだが、漢方薬治療や気功の勉強会には必ず出席し、気功については習得した功法を弘《ひろ》めることに余念がない。そのうえ中国からお招きした指導者の生活の面倒をみることもおさおさ怠りがない。

また、こんなこともあった。がんの食事療法として有名なゲルソン療法の人気が高まって病院にこれを採用するにあたって、メキシコのティファナにあるゲルソン研究所におけるその実際を見聞する必要にせまられたときも、「私が行きましょう」と言って、単身乗り込んで行ってくれたのにはおどろいたし、ありがたかった。

彼女無くしてはわが病院の今は無かったろうという感慨に堪《た》えないところであるが、彼女は総師長の役を後進に譲った後、新設成った池袋の「帯津三敬塾クリニック」の師長として一三年間務め、体力の限界を訴えて二〇一六年の三月をもって退職したのである。

開院以来徹底的に私を支えてくれた彼女であったが、さらに退職後間もなく私の意識を変革させる機会を与えてくれた。

〝大ホリスティック医学〟とは、これまで私が追求してきた医療を進化させたものだ。この考えに至るのに、彼女の存在が重要なものとなったのだ。

二　免疫学の進歩―個物《こぶつ》から場《ば》へ

私がホリスティック医学の道に足を踏み入れたばかりの一九九〇年頃は「自然治癒力」という言葉さえ、はなはだ馴染《なじ》みのないものだった。ちょうどその頃、『ほんとうの時代』（ＰＨＰ研究所）という月刊誌が、「自然治癒力」の特集を組んだことがある。そのときどういうわけか「総論」執筆の御鉢《おはち》が私に回ってきたのである。

その雑誌が刊行されるや否や、複数の出版社から、「自然治癒力」についての単行本執筆の依頼が舞い込んできた。人口に膾炙《かいしゃ》するにはまだ多くの時間を要したとはいえ、「自然治癒力」への関心はすでに高まり始めていたにちがいない。

そして、

『自然治癒力の高め方』（ごま書房、一九九四年）

『自然治癒力を高める生活術』（ごま書房、一九九五年）

『自然治癒力の驚異』（講談社、一九九六年）

と立てつづけに刊行される。

しかし、まだ自然治癒力の正体《しょうたい》はわかってはいない。正体はわからずとも関心は着実に高まっていった。それでも当初は自然治癒力と免疫力を混同して論じる人も決して少なくはなかった。そのことを憂慮したがゆえか、拙著に免疫が登場するのは三冊目の講談社の本からである。多田富雄先生の有名な『免疫の意味論』（青土社）が上梓《じょうし》されたのが一九九三年と拙著の一冊目より以前なのだから遅きに失した誹《そし》りを免れないだろう。

そのあたりの当時の状況を知るために、『自然治癒力の驚異』から少し引用させていただく。


自然治癒力——というと、ガンで死を宣告されても治るような、ものすごい能力のように思われるかもしれません。しかし自然治癒力は、意外と身近なものなのです。

たとえば、ナイフを持つ手がすべり、指を切ってしまったとします。ほんの少しぐらいの傷なら、ほうっておいても自然に治っていきます。

かぜをひいても同じです。温かくして安静にしていれば、たいていはすぐに元気をとりもどします。

手術にしても、いってみれば、人間のもつ自然治癒力をおおいに利用した治療法でしょう。

というと、なんだか自然治癒力というのは簡単なもののように考えてしまいますが、いったいどのようなメカニズムで自然に治るのかということは、じつは科学が進んだいまでも、はっきりとは解明できていません。

…………

では免疫というからだのはたらきが、自然治癒力の正体かというと、そうとはいえません。免疫のはたらきをする白血球には、おおざっぱには、リンパ球、顆粒球《かりゅうきゅう》、単球《たんきゅう》があって、リンパ球はさらにT細胞、B細胞、顆粒球は好中球、好酸球など、さまざまな種類に分かれています。

これら多種類ある白血球のほか、赤血球、血小板といった血液の成分はみな、幹細胞《かんさいぼう》というたった一種の細胞から、それぞれの役割をもった各種の細胞に分化して増殖するのですが、このとき一定のプログラムにしたがって分化、増殖しているのではなく、おもしろいことに、そのときどきの環境に応じて、必要な種類の細胞が、必要な分だけ流動的につくられていきます。

まるで、兵隊を駒として自由自在に動かすことのできる総司令官がいて、緻密《ちみつ》な計算のもとに、戦況に応じて歩兵や騎馬隊、鉄砲隊などの数をそろえ、思うままに配列したり、攻撃の仕方を司令しているようなものです。免疫も、それはそれでからだを防御するためのたいへん高度なシステムなのですが、あくまで命令されたままにはたらく、駒のひとつにすぎないということになるでしょう。

ではどこからその司令がくるかということになると、どうもよくわからないのです。脳でもなければDNAでもないというのです。

前出の『免疫の意味論』なる名著によって、この問題に解答を与えたのが多田富雄先生である。

多田氏は、免疫細胞（帯津注：免疫反応をおこなう細胞〈白血球〉）が一個の幹細胞から、必要に応じて分化・増殖していく経緯は、たった一個の受精卵が分裂していき、たとえば人間というひとつの形をつくっていく、発生の過程に似ているといいます。分裂当初のそれぞれの細胞は、最初からなにになると決まっているわけではなく、いろいろな条件が重なりあいながら、だんだんと脳になる細胞、胃になる細胞、神経になる細胞といった具合に、分化していきます。

人間が誕生していく過程は、スーパーコンピュータでもけっしておよばないような、ひじょうに精密なプログラムにのっとっているように思えます。しかし細胞一個一個の立場にたつと、その場その場の条件によって変わる可能性のある、意外と偶然性の高いものだそうです。

免疫とは〝場〟の営みであったのである。多田富雄先生の言葉を借りれば、

免疫系というのはこのようにして、単一の細胞が分化する際、場に応じて多様化し、まずひとつの流動的なシステムを構成することから始まる。それから更に起こる多様化と機能獲得の際の決定因子は、まさしく「自己」という場への適応である。

「自己」に適応し、「自己」に言及《リファー》しながら、新たな「自己」というシステムを作り出す。この「自己」は、成立の過程で次々に変容する。T細胞レセプターも抗体分子も、ランダムな遺伝子の組換え、再構成によって作り出されていることは先にも述べた。その上、外部から抗原という異物が侵入する度に、特定のクローンが増殖し、さらにインターロイキンなどによって内部世界の騒乱が起こる。抗体の遺伝子には、高い頻度で突然変異が起こることも前に述べた。こうした「自己」の変容に言及しながら、このシステムは終生自己組織化を続ける。それが免疫系成立の原則である。

私は、ここに見られるような、変容する「自己」に言及しながら自己組織化をしてゆくような動的システムを、超《スーパー》システムと呼びたいと思う。言うまでもなく、マスタープランによって決定された固定したシステムとは区別するためである。

超システムの概念はまだ完全には定義されていない。それを正確に規定することができれば、生物学の基本原理のひとつになるのではないかと思う。

要するに、多田先生は著書で、「免疫というのは、T細胞とかサイトカインだとかそういう問題ではなく〝自己という場へのはたらき〟なのだ」ということを明言したのである。

話は変わるが、自然治癒力と免疫力との混同を避けるために、ここで、仏教学説の一つ「唯《ゆい》識《しき》」に譬《たと》えてみよう。

唯識学説は、人間の存在を八つの識（心の層）で捉えたものである。**図1**にあるように、人間の心の層はまず表層心と深層心に分けられる。表側の層である表層は、感覚や直観の世界。それらを、身体、心に当てはめ、そこにはたらきかける医学を、それぞれ、西洋医学、ホリスティック医学とした。

そしてさらに深い深層心をみると、「末那識《まなしき》」、「阿頼耶識《あらやしき》」がある。

『広辞苑』によれば、

まな【末那】 唯識論に説く八識の第七識。生きているかぎり常に持続する、自己愛の根源

図1　唯識

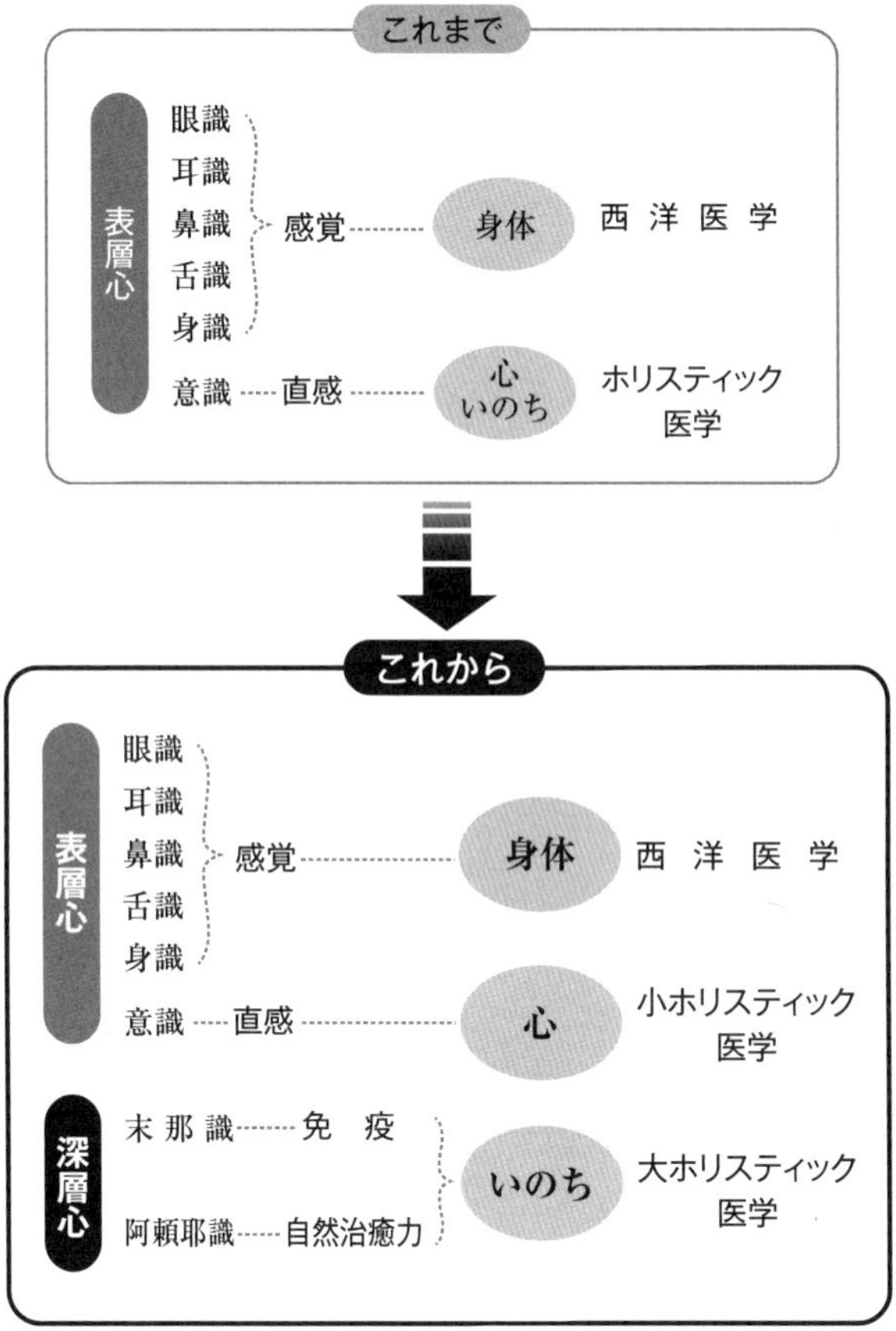
これまで
表層心
眼識
耳識
鼻識
舌識
身識
感覚
身体
西洋医学
意識
直感
心
いのち
ホリスティック医学
これから
表層心
眼識
耳識
鼻識
舌識
身識
感覚
身体
西洋医学
意識
直感
心
小ホリスティック医学
深層心
末那識
免疫
阿頼耶識
自然治癒力
いのち
大ホリスティック医学

としての迷いの心。末那識。

あらやしき【阿頼耶識】 人間存在の根底をなす意識の流れ。輪廻を超え経験を蓄積して個我を形成し、またすべての心的活動のよりどころとなる。唯識派で説く、八識の中の第八識。

末那識は自己にこだわるところだから、これは免疫。阿頼耶識は人間存在の根底をなす意識だから、これは虚空《こくう》に広がる大いなるいのちと考えるならば、虚空の自然治癒力と考えてよいだろう。そのうえ、いずれも場の営み、いのちである。多田富雄先生のおかげで、免疫力が第七識にぴたりとおさまったことになる。

ここで唯識を俯瞰してみよう。もう一度**図1**を見ていただきたい。第七識と第八識が深層心であるとして、表層心は眼識《がんしき》、耳識《じしき》、鼻識《びしき》、舌識《ぜっしき》、身識《しんしき》の五識。第一識から第五識までは、見る、聞く、嗅ぐ、味わう、触るの、いわば五官の世界。

すると、第六識の意識は心ということになるのか。少しちがうような気もするので、また『広辞苑』を引いてみる。

いしき【意識】［仏］認識し、思考する心の働き。感覚的知覚に対して、純粋に内面的な精神活動。第六識。

やはり、普通の心とは少し異なるようだ。刻刻と変化して止まない内なる生命場の状況が脳細胞というフィルターを通して外部に表現されたものが心であるとすると、この場合の意識は心だけではなく、その根本である内なる生命場の刻刻と変わる状況までを含むものらしい。脳細胞が個物、内なる生命場が場であるとすると、第六識は個物と場の双方に跨《また が》り、かつ双方を含むものということができる。

ちなみに、個物とは哲学用語で、個個のもの。感性に直接与えられ、このもの、あのものという一回的性格を持つもの。個体。あるいは普遍の反対を示すものである。

そして、もう一度、唯識を俯瞰してみると、個物から場へという医学の流れが見えてくる。第一識から第五識までの個物の世界は西洋医学がこれを解明してきた。第六識の意識は身体（脳細胞）、心、いのち（内なる生命場のエネルギー）の人間まるごとを診る「ホリスティック医学」となる。

そして二〇一六年、〝大ホリスティック医学〟の閃きを得て（P213）からは、第六識を、人間まるごとを現実化された形で捉えようという「小ホリスティック医学」と位置づけた。

さらに免疫学という場の医学を経て、虚空いっぱいに広がる大いなる自然治癒力を追い求める「大ホリスティック医学」に到達するのである。さらには個物の医学と場の医学ではその戦法に大きなちがいがあり、勝利をおさめるにはそのことをしっかりと肝《きも》に銘《めい》じなければならない。

個物の医学はあくまでも局地戦である。原則的には戦力の大きいほうが有利である。だから、基本的には性能のよい戦術を数多く揃えることだ。それに対して場の医学は、戦術ではなく戦略の戦いである。複数の戦術を統合して戦略に止揚《しよう》するのである。

さらに戦略は統合することである。統合とは先述のように（P70参照）、足し算ではなく積分である。そして積分とは複数の戦術を一旦解体した後、集め直して、まったく新しい体系を築くことである。並大抵なことではない。

現在の免疫治療を見てもそのことは歴然としている。多大な期待のなかで抗PD－1抗体（オプシーボ®）が華やかに登場したが、その戦果はまだ期待の大きさにはとどかない。なぜかといえば、これを単なる一つの戦術として、つまり分子《ぶんし》標的薬《ひょうてきやく》として、場当たり的に投与しているので戦略とはほど遠い使い方だからである。

オプシーボ®の登場を機に、これまでの丸山ワクチン、サイトカイン、活性化リンパ球療法、樹状細胞免疫療法などを駆使して一大戦略を築いていかなくてはならないのである。そのためにも個物から場への流れをしっかりと見据えて歩を進めていこうではないか。すでに曙光《しょこう》は東の空にありだ。

三　阿頼耶識《あらやしき》——霊性の医学へ

前節で述べたように、医学は、その対象を個物から場へと拡大しつつある。免疫学が場の医学として体系化される日もそう遠くはないだろう。免疫学が場の医学として体系化されるとき、その前方に阿頼耶識《あらやしき》が見えてくることはまちがいない。

阿頼耶識とは虚空《こくう》いっぱいに広がる、人間存在の根底をなす意識の世界である。そして虚空のエネルギーが生命であり、そこにはたらく治癒力が自然治癒力ということになる。免疫力をつつみ込んでおり、免疫力の指令塔のような存在である。

ところで自然治癒力とは何か。古代ギリシャの医聖ヒポクラテス（Hippocrates　前四六〇～前三七五年頃）に端《たん》を発《はっ》していることはまちがいない。彼はそれまでのシャーマンの医学を排して、人体をありのままに観察、記述、分析し、人体あるいは病《やまい》の法則性・説明原理を導出しようとする、いわゆる経験医学《けいけんいがく》を打ち立てたのである。

そして、治る力、癒える力の根源として内なる自然（Nature）というものを位置づけたのである。概念的には自然治癒力であるが、ここではまだ自然治癒力という名称はない。自然治癒力とは〝Vis medicatrix naturae〟という。ラテン語である。ラテン語といえばローマ帝国の共通語。ローマ帝政時代といえば紀元前二七年オクタヴィアヌスの統一からテオドシウス帝の死後東西に分裂した三九五年までをいう。

ローマ時代の名医といえばガレノス（Galenus 一二九～一九九年頃）。彼はギリシャ以来の医学を集大成、解剖学・生理学などの分析医学の基礎を築き、体液病理学的疾病観《たいえきびょうりがくてきしっぺいかん》にもとづく治療を提唱した。しかしギリシャ時代からいわれていた、人間の生命の原理としてのプネウマ（pneuma 息・風の意）の存在はしっかりと認めている。また、Vis medicatrix naturae という名称をガレノスが初めて提唱したという記録はない。

そして中世の怪医にして医化学の祖と崇《あが》められるパラケルスス（Theophrastus Paracelsus 一四九三～一五四一年）を経て、イギリスの生理学者ウイリアム・ハーヴェー（William Harvey 一五七八～一六五七年）が血液循環の原理を発見することによって「無知を隠す陳腐なごまかし」としてプネウマを斥《しりぞ》けたのを機に自然治癒力は医学の表舞台から消え去り、ハーヴェーは近代医学の祖として評価されるようになる。

しかし、だからといって、自然治癒力なる概念が葬《ほうむ》られてしまったわけではない。ふとしたことで生じた擦過傷《さっかしょう》や浅い切り傷が放置しておいても治っていくことは誰でも知っているし、胃がんのために胃全摘《いぜんてき》をした後の食道と小腸との吻合部《ふんごうぶ》が縫合糸《ほうごうし》で支えられているわけではなく、縫合糸で双方の断端《だんたん》が合わさっているうちに自然治癒力によって組織の癒合《ゆごう》が起こって吻合部が完成することは外科手術に携わる者なら誰でも知っているからである。

かくいう私自身が自然治癒力に目覚めたのは医学部の学生一年生のときである。医学生としての授業で最初に受ける洗礼ともいうべきものは解剖学である。これまでとちがった、まったく新しい世界に胸躍らせて臨《のぞ》んだものである。

その解剖学の一分科に「組織学《そしきがく》」がある。組織の構成、分化、発生、機能などを研究する学問である。そのまた一分科に「創傷治癒学《そうしょうちゆがく》」がある。創傷がいかに治癒していくかを研究する分野である。

体表、体腔《たいくう》や器官の内腔《ないくう》の表面などを覆う細胞層を「上皮《じょうひ》」という。擦過傷によって、ある面積の上皮層が削り取られたとする。これを断面として見ると、ちょうど城の石垣のような上皮層の一部に欠損部が生じて、上皮の下にある強靭《きょうじん》な結合組織層《けつごうそしきそう》である「真皮《しんぴ》」が現れている。

上皮層を形成する細胞の一つ一つはやや縦長《たてなが》な形をしている。まずは欠損部の両端に位置する上皮最下層の細胞が倒れて横になる。そして、あたかも昆虫のように真皮の上を中央に向かって這い出していく。次にはこの外側に位置する細胞が倒れて横になり、これを追うように中央に向かって這っていく。

こうして次々に倒れて中央に向かうが、左右の先頭を切って進んでいた細胞がぶつかると両者は歩みを止め、起き上がってまた縦長になる。続行していた細胞も同様に動きを止め真皮の上を一層の縦長の細胞が埋めつくす。そしてすべての細胞が上方（あるいは外方）に向かって細胞分裂をつづけ、欠損部を補填《ほてん》して、治癒が完成するのである。

なんと見事な！　医学の道に分け入った途端に、いきなり生命の神秘を目の当たりにしたのだから感動すること頻《しき》りという体《てい》たらくだった。そして考えたのである。この生命の神秘の、いわばＨＯＷはわかったが、仕掛人は誰なのか？　神か、それともこれがいわゆる自然治癒力なのかとＷＨＹに思いを馳せたものである。これが自然治癒力との出会いである。

しかし、その後、基礎医学から臨床医学へとめくるめく世界を歩むうちに、いつしか自然治癒力も忘却の彼方に。卒業後は消化器外科の道に進み、時に自然治癒力について思い出すことはあっても、手術の名手たらんとする願望の前には色褪《いろあ》せてしまった。

ところが、外科医になってちょうど二〇年目に西洋医学の限界を感じて、中西医結合《ちゅうせいいけつごう》によるがん治療を旗印にかかげた病院を開くと中国医学の分だけどうしても自然治癒力の存在が大きくなってくる。さらにホリスティック医学の方向に進むと多くの代替療法が関与するようになる。するとさらにその分だけ自然治癒力の存在がまた大きくなるという情況のなかで、自然治癒力に対する世間の関心も少しずつ高まりを見せてくる。

そのような世間の関心を察知したにちがいない月刊誌『ほんとうの時代』が自然治癒力の特集を組んだのである。そしてその冒頭に、自然治癒力を中心に据えた病院として私の病院が紹介されたのだ。

さらに、複数の出版社から私に単行本の依頼である。得《え》たりや応《おう》と立てつづけに三冊を上梓。183ページでも紹介した『自然治癒力の高め方』『自然治癒力を高める生活術』『自然治癒力の驚異』である。

同じ著者の同じテーマの本が三年続けて上梓されるというのも異常だが、最初の本は二年後には七刷りというところを見ても、自然治癒力に対する関心の高まりを想像できるというものである。

ということで、当時の私の自然治癒力への認識がどの程度のものであったか、この三冊のそれぞれが主張する部分を紹介してみたい。

まずは『自然治癒力の高め方』

しかし、医学はけっして機械工学ではありません。対象はあくまでも生命です。そして、生命を生命たらしめているものが〝自然治癒力〟です。けっして機械のように割り切れるものではありません。

〝自然治癒力〟が私たちに与えてくれるのは、ただたんに病に対する抵抗力だけではありません。病もけっして嘆かわしいものではなく、死もそれほど厭《いと》わしいものではないということを教えてくれます。そして、よく生きるとはどういうことかということが見えてくるのです。

これほど人間にとってだいじな〝自然治癒力〟ですが、まだまだその正体が何であるのかははっきりわかりません。そこでこの本で、その神より与えられた不思議な力の輪郭をすこしでも明らかにし、それを高める方法について考えてみたいと思います。この本によって、一人でも多くの人が〝奇跡〟を起こし、生命力にあふれた人生を送ることを願っています。

次いで『自然治癒力を高める生活術』から

じつは自然治癒力の概念は、私にもわかりません。広辞苑や医学大辞典をひっぱり出してきても、自然治癒力という言葉そのものが載っていません。ところが西洋医学には自然治癒という概念がありますし、傷口がどのようなメカニズムで治っていくのかを学問する「創傷治癒学」という学問もあります。しかし、それはあくまでも結果としての自然治癒であって、言葉の下に「力」をつけた自然治癒力となると、その力の源が何かについては、いっさい知られていないのです。では、自然治癒力をある程度想定し、自然治癒力を育ててきた東洋医学ではどうかというと、こちらは客観性や再現性がないために、少々説得力に欠けるきらいがあります。このようなことから、自然治癒力は言葉の流布のわりには、つかみどころのない概念であるといえると思います。

ただ私は、「自然治癒力」をつぎのように考えています。ちょっとむずかしい話になりますが、私たちのからだはたんに臓器の集合体ではなく、「場の中の存在である」と。人間のからだを切り開くと、あちこちに隙間がありますが、その隙間イコール空間に、生命に直結する何者かが存在し、これが「生命場」として機能しているのではないか。つまり〝自然のままにしておけば、生命維持のために秩序性の高いほうへ進む性質をもっている〟のではないかと考えているのです。ストレスなどによっていちど「生命場」が乱れても、ストレスを解消させることによってまるで起き上がり小法師のようにまたもとにもどるという高い秩序性があるのです。これが自然治癒力の正体ではないかと私は考えています。

そして自然治癒力を高める三大要素として次の漫画を掲げている。

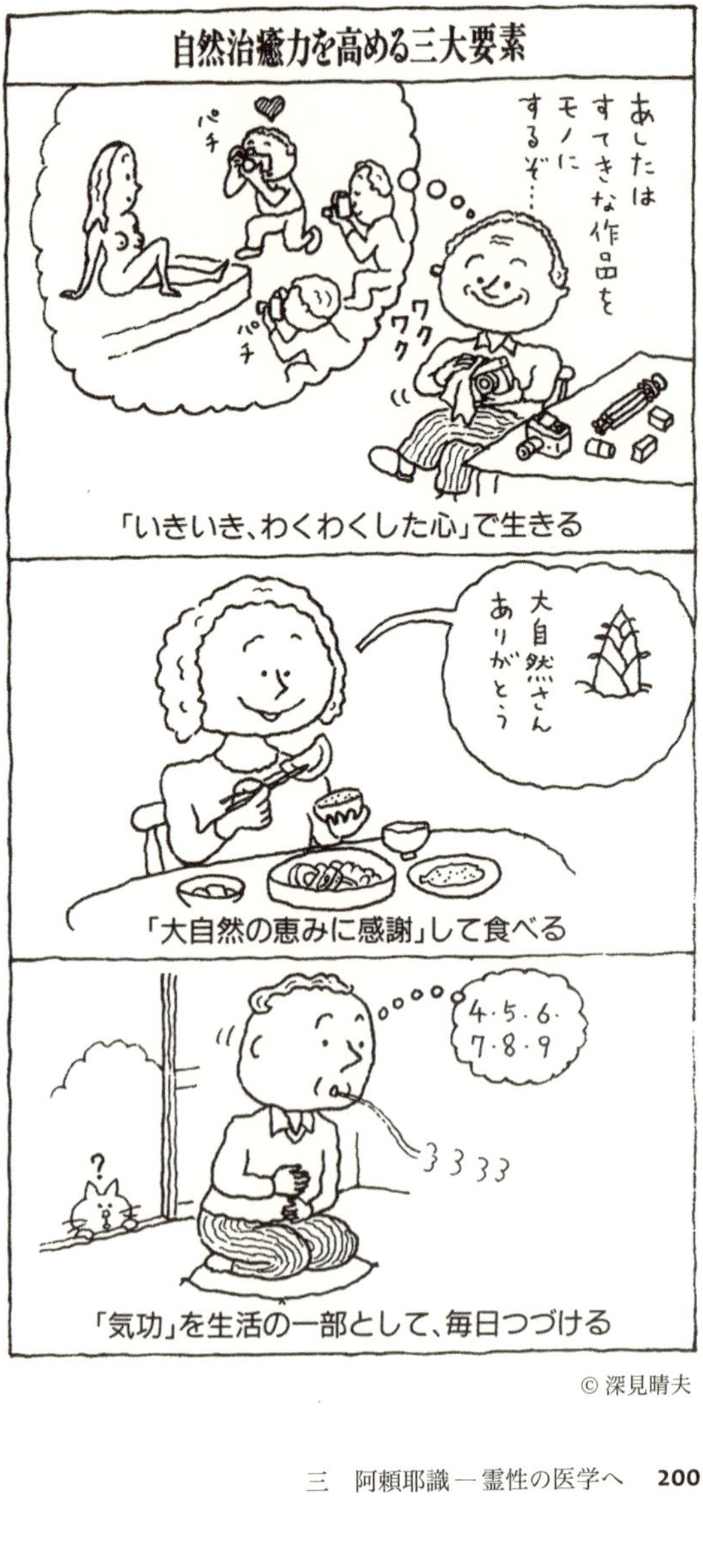

© 深見晴夫

三番手は『自然治癒力の驚異』から。一部は前節と重複する。

前出の多田富雄氏は、免疫細胞が一個の幹細胞から、必要に応じて分化・増殖していく経緯は、たった一個の受精卵が分裂していき、たとえば人間というひとつの形をつくっていく、発生の過程と似ているといいます。分裂当初のそれぞれの細胞は、最初からなにになると決まっているわけではなく、いろいろな条件が重なりあいながら、だんだんと脳になる細胞、胃になる細胞、神経になる細胞といった具合に、分化していきます。

人間が誕生していく過程は、スーパーコンピュータでもけっしておよばないようなひじょうに精密なプログラムにのっとっているように思えます。しかし細胞一個一個の立場にたつと、その場その場の条件によって変わる可能性のある、意外と偶然性の高いものなのだそうです。

免疫系にしろ発生の過程にしろＤＮＡにしろ、これはこれでひとつのすばらしいシステムをつくり上げています。しかし、それは、あらかじめインプットされたプログラムによるものではなく、その「場」の条件や環境に合わせて多様化しながら、フレキシブルにつくられるものだということになります。多田氏はこうした、システムをつくっていくシステムを、「超システム」とよんでいます。

私は多田氏のいう「場」というのが、超システムの本質であって、免疫系や自律神経系などのおのおのの治療系を、おおもとから支配しているものなのではないかと考えています。ということは、ひいては「場」が、自然治癒力を引き出す源《みなもと》ということになるでしょう。

…………

「場」といっても、ちょっと想像するのがむずかしいかもしれません。「場」というのは、物理学では、あるかぎられた空間に連続して分布する物理量を、総体としてとらえたものと定義されています。

…………

とりあえずいまは、「場」というものが存在していると仮定すると、自然治癒力というのは「場」のもつポテンシャルと考えることができます。ポテンシャルというのは、物理学的にいうと、そのものが存在することによって生じるエネルギーのことですが、文学的にポテンシャルということばを使うときは、そのものがもつ可能性をすべてひっくるめて表しています。ですから、簡単にいえば、「場」のもつ特性や潜在能力と思えばよいでしょう。

「場」が、免疫やＤＮＡの自己修復能力などをコントロールして体内の秩序を保ち、秩序が乱れようとしたときや、乱れてしまったときには、それを回復しようとはたらく。そして体内の環境や、外界からの影響などを総合して判断しながら、体内を秩序だてていく力が、自然治癒力なのではないでしょうか。

こうした変遷を経て、およそ一〇年したところで、

「内なる生命場のエネルギーがなんらかの原因で下降したとき、これを回復すべく、生命場に本

来的に備わった能力が自然治癒力である」

と定義するに至ったのである。

さあ、それからは自然治癒力を追いつめて、その正体を明らかにしなければならない。とつおいつ思案しているうちに気がついた。私たちの内なる生命場は環境の場の一部である。自然治癒力が内なる生命場に存在するとすれば環境の場にも存在するはずである。

それならば、自然治癒力を内なる生命場に求めるよりは環境の場に求めるほうが見つけやすいのではないか。自然治癒力をひと際濃厚に含んでいる「場」は何処《いずこ》に？　あっ！　それは「浄《じょう》土《ど》」ではないか。

「浄土は何処に？」

そして「親鸞《しんらん》仏教センター」所長の本多弘之さんに教えられた。


浄土は本願のはたらきが空間的表現を取った、場の如きものである。

そして、

だから、浄土は本願の場であると言ってもよい。あたかも地球上に重力がはたらく如く、あるいは磁場に磁力がはたらくが如くに、浄土には願《がん》の力がはたらいている。そこに触れたならば、みんなその本願を生きるような存在に転成《てんせい》される。そして必ず仏になっていく。

（『浄土　大いなる場のはたらき』〈樹心社、２００７年〉より）

ちなみに、本多さんは東京大学空手部時代の仲間である。

そうか！　自然治癒力とは一切の衆生《しゅじょう》を救おうとする阿弥陀《あみだ》さんの本願《ほんがん》のことだったのだ。それならわかる。ただし、科学的解明となると当分の間は無理だ。それでもよい。ただ信じていればよいのだから。

これでひと安心と思っていたら、突然、藤原新也さんに後ろ頭をどづかれてしまった。

哀しみもまた豊かさなのである。なぜなら、そこにはみずからの心を犠牲にした他者へのかぎりない想いが存在するからだ。

コスモスの花の影にはいつも誰かが隠れている』〈東京書籍、２００９年〉より）

生きとし生けるもの誰もが胸に抱いている生きるかなしみには他人《ひと》を癒す力があるというので

ある。生きるかなしみそのものが自然治癒力なのである。
自然治癒力はやはり只者《ただもの》ではない。他力と自力の統合のなかに在るのだから。

四　大ホリスティック医学へ

前述したように、二〇一五年の総会で会長を辞任した際、ダグラス・マッカーサーが、一九五一年、連合国最高司令官を解任されたときのアメリカ議会での演説のなかの言葉である、「老兵は死なず、ただ消え去るのみ」（Old soldiers never die , they just fade away）を借用して、会長として最後の講演を終えたわけである。

とりあえずは消え去ったのである。しばらくはアクションを起こさず、沈思黙考《ちんしもっこう》を決め込んでいた。わがホリスティック医学の来《こ》し方行《かたゆ》く末《すえ》に思いを馳《は》せていたのである。何よりも気になるのは、三五年間手塩《てしお》にかけて育ててきた、わが病院のことである。

これでよかったのだろうかという思いはある。私自身は理想のホリスティック医学を終始追い求めてきたという自負はある。しかし先にもふれたように「職員一五〇人のうち私と同じ志を抱いているのは三〇人」という現実を考えると、右とも左とも言いがたいところがある。

同志が三〇人ということはわが道を行くのには十分な数である。院内どこに行っても、あるいは何をするにも傍《かたわ》らに同志の一人や二人はいるという感じで何も不自由はない。しかし一二〇人はホリスティックとは縁のない普通の人となると、世間はわが病院をホリスティックな病院とは見なしてはくれないだろう。

こうして心が定まらないまま、三ヵ月が過ぎようとする頃、同志中の同志で、初代総師長にして当時は池袋のクリニックを担当していた山田幸子看護師が体力の限界を理由に戦列を離れたいと申し出てきた。

彼女と私は同い年。都立駒込病院の同僚である。私は外科医として食道がんの手術を担当。彼女は集中治療室勤務。いつもいっしょなので互いに気心は十分に知れている。やがて西洋医学の限界を感じて、中西医結合《ちゅうせいいけつごう》のがん治療を旗印にかかげた病院を開設するにあたって総師長として彼女を三顧《さんこ》の礼《れい》で迎えたのである。

彼女は即座に応じてくれたが、彼女の払った犠牲は決して小さいものではなかった。定年まで勤めれば得られる地方公務員としての恩典の権利を放棄したうえに、永年住みなれた家を売って、これから余生を楽しもうとしていた父親ともども川越に転居してきたのである。父親は根津権現の近くに永らく時計商を営み、隠居後は自らの家作《かさく》を根城《ねじろ》に東京の下町情緒を楽しんでいるはずなのに、その家作を売却して、見も知らぬ川越の在《ざい》に転居してくるのだから、父親の心中は如何にと慮《おもんぱか》るところだ。

そのことがわかるからこそ、彼女に後悔させてはならないぞと自分に言い聞かせて船出したものだが、彼女の仕事への献身ぶりははるかに想像を超えていた。中西医結合というからには初めての中国医学を導入して一日も早く定着させなければならない。

鍼灸は柔術仲間の鍼灸師にまかせるとして、漢方薬、気功、食養生については一から自分の手で賄《まかな》わなければならなかった。漢方薬については一九八〇年、北京市立がんセンターの招聘《しょうへい》による訪中の際、知り合った李岩《りがん》先生（当時は中日友好医院副院長）を何回も川越にお呼びして指導を受けたものだが、連日連夜の勉強会の世話から先生の生活の世話まで、すべて彼女が率先躬行《そっせんきゅうこう》の体《たい》であった。

気功については初めての訪中のとき北京市肺がん研究所で、これまた初めて気功に出会い、これぞ中国医学のエースと直観して病院開設の際には何を措《お》いてもとばかりに気功道場を併設したものの、スタートは調和道丹田呼吸法《ちょうわどうたんでんこきゅうほう》、楊名時太極拳《ようめいじたいきょくけん》、八光流柔術《はっこうりゅうじゅうじゅつ》とすべて和製の気功だった。そして経験者といえば楊名時太極拳が山田幸子師長と帯津稚子、調和道丹田呼吸法が私、八光流柔術が鍼灸師の小林健二さんときわめて少数。ここでも彼女は率先躬行。おかげで道場が看護師さんたちで賑わったものである。

病院給食については李岩先生伝授の薬粥《やくがゆ》（漢方薬入りの粥）でスタート。つくるのはもちろん栄養科であるが、彼女はちょうど患者さんたちが食べている頃合いを見計らって病室を回り、感想を聞いて栄養科に伝え翌日の献立てに反映させようというのである。なかなかできることではない。

一事が万事この有様で、彼女は徹底的に私を支えてくれた。やがて彼女が後進に道を譲り、池袋のクリニックを担当するようになっても、彼女が私といっしょの後半生《こうはんせい》に悔《く》いを残していないかどうか気にはなっていたが、彼女自身に訊いてみることはなかった。

彼女が戦列を離れて幾日も経たずして、じつは父親の三三回忌法要と併せて自分の生前法要を執りおこないたいので出席して欲しいと言ってきた。生前法要とは初めての経験である。生前葬とは従来の葬式に批判的な立場からおこなわれることが多いと聞いていたが、彼女の場合は、それはないだろう。あくまでも自分の人生に対する誠意からの発想と解釈した。

生前法要は五月八日だった。それが目前にせまったある日、突如として閃《ひらめ》いたのである。生前法要を執りおこなうということは、彼女自身、後半生に悔いを残してはいないなと。そして悔いがないとすれば、あれだけ徹底的に私を支えてくれた彼女である。少なくとも私のこれまでの仕事には好意的な評価をくだしているにちがいない。

そうか！　私のこれまでの歩みはまちがいではなかったのだ。一二〇人が普通の人だといっても、概して世の中とはそんなものなのだ！　一五〇人がすべて同じ志だなんて、気持ち悪いことおびただしい。よし！　これまでの路を歩きつづければよいのだ、これで決まった！　しかし、漫然とではなく、これまでをもう一度反芻《はんすう》しながら修正すべき点は修正して、新たなるビジョンをかかげて再スタートを切ろうと心に決めた次第である。

とはいっても、まだ確たるビジョンを描けないままに、生前法要の当日がやって来た。二〇一六年五月八日の日曜日。場所は彼女の生家の菩提寺《ぼだいじ》である曹洞宗《そうとうしゅう》の名刹《めいさつ》、駒込の吉祥寺。集うは親戚とごく親しい友人が合わせて二〇人ほどの至ってこぢんまりした法要である。

荘厳《そうごん》な空気のなか、ご導師《どうし》さまの読経《どきょう》の声を聴いているとき、突然前方右手の中空に西田幾多郎の

「全体とは現実化されたかたちで捉えられるものではなく、まさに関係性の無限の拡がりを意味する」

という文字が浮かび上がったのである。

西田幾太郎が一八七〇年生まれなら、南アフリカ連邦の哲学者にして政治家のJ・C・スマッツも一八七〇年生まれ。スマッツは一九二七年、『ホーリズムと進化』なる著作のなかで、ホリスティック医学の基本概念である

「全体は部分の総和としては認識できず、全体それ自身としての原理的考察が必要である」

という「全体論《ぜんたいろん》」を唱えたことで有名ならば、同級生の西田幾多郎は、「全体論」のおちいりやすい背理《はいり》として先のような言葉を述べているのである。

図２　場の階層の世界

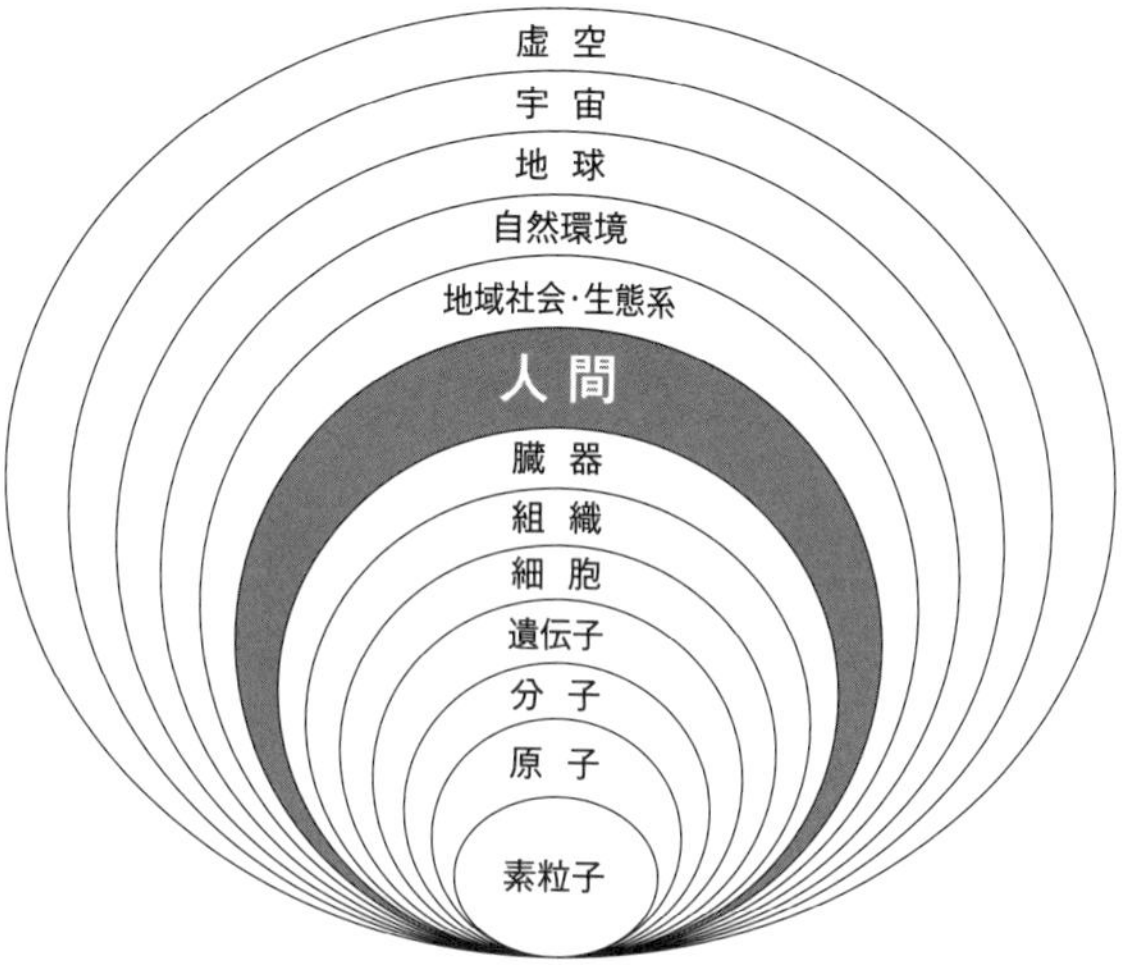

次の瞬間、私がこれまでやってきたホリスティック医学は現実化された形で捉えられる人間まるごとを対象にしていたのではないかという不安が頭をもたげてきたのである。たしかに、これまでは身体（Body）、こころ（Mind）、いのち（Spirit）が一体となった、人間の形をした人間まるごとを相手にしていたような気がする。

すると突然、〝場〟の階層《かいそう》が見えてきた。私たちの体内には大きいほうから、臓器の場、組織の場、細胞の場、遺伝子の場、分子の場、原子の場、素粒子の場が階層をなしている（**図2**）。

一方、外に目を向けると、私たちが日常的に身を置いている、家庭という場、学校という場、職場という場、さらには広場、市場、酒場などが最も身近な階層を形成し、そのうえに、地域社会の場、自然界の場、国家という場、地球の場、宇宙の場、そして虚空《こくう》の場が広がっていく。

そして場の階層には上の階層は下の階層を超えて含むという原理がはたらいている。つまり上の階層は下の階層の性質のすべてを持ち合わせているが、そのうえにプラスアルファの性質を持ち合わせている。だから下の階層における研究成果を上の階層に当てはめようとすると無理が生じることが多いという。

人間という階層に生まれたがんのような病に臓器という階層に築かれた西洋医学のみであたろうとすると、どうしても手を焼くことになるということである。がんには人間という階層に築かれるべきホリスティック医学をもってあたらなくてはならないのだ。

どうやらこれまでは人間という階層にこだわりすぎていたようだ。関係性の無限の拡がりということになると素粒子から虚空まで全階層を相手にしなければならないのだ。

そして、

「人間の階層をターゲットとする〝小ホリスティック医学〟は本日の生前葬の日をもって卒業。これからは全階層をターゲットとする〝大ホリスティック医学〟へと駒《こま》を進めるのだ！」

とこれまた突然閃いた。〝小〟も〝大〟もなんの脈絡《みゃくらく》もなく現れたのだ。

なぜ？　と思う間もなく、あの大航海時代が蘇ってきた。

一四八八年、バルトロメウ・ディアスの喜望峰《きぼうほう》の発見。

一四九二年、クリストファー・コロンブスのアメリカ大陸の発見。

一四九八年、ヴァスコ・ダ・ガマの初めて喜望峰を回ってのインド上陸。

一五二二年、フェルディナンド・マゼランの世界周航。

胸の高鳴りを抑えるのに苦労したものだ。

そして二〇一七年のホリスティックマガジン『30周年記念号』のテーマが、「大ホリスティック時代のはじまり」となった。

今度は希望の高鳴り、そして歓喜と創造だ。

付章　ホリスティック医学の手引き

一　私の実践する代替療法

　ホリスティック医学遂行のために当院でおこなっている、おもな療法をここに一覧する。世界中には、数えきれないほどの代替療法が存在する。最近は患者さん自身がこの療法をやりたいというケースもあるので、それを尊重しながら、戦略を組み立てている。

【漢方薬】

　薬草を煎じて飲む中国の伝統的な治療法。診断は弁証《べんしょう》。すなわち証《しょう》を弁ずる。証とは内なる生命場の歪《ゆが》みのベクトル。

　四診《ししん》すなわち望診《ぼうしん》（外見を観察。舌診はここに含まれる）、聞診《ぶんしん》（音声を聴き気味を嗅ぐ）、問診《もんしん》（話を聴く）、切診《せっしん》（触診。脈診はここに含まれる）によって証を決定し、その証に合った処方をおこなう。歪みを是正することによって生命場のエネルギーの回復をはかるのであるから、これは癒しの方法で、西洋医学の治しの方法とは本質的に異なることをしっかりと認識しなければならない。

【鍼灸】

鍼《はり》あるいは灸《きゅう》を用いて経穴《けいけつ》（ツボ）を刺激することによって内なる生命場の歪みを正してエネルギーの回復をはかる。漢方薬と同じく癒しの方法である。

【気功】

それまでの「導引吐納《どういんとのう》」に代わって「気功」という名称を提唱した北戴河気功療養院《ほくたいかきこうりょうよういん》の劉貴珍氏の定義によれば、正気《せいき》を養うことを主たる目的とした自己鍛錬法を気功と呼ぶということになる。正気とは真気《しんき》、元気《げんき》ともいい、生命力のことである。生命力とは生命と自然治癒力を合わせた力。生命力を養うとは、これも生命場のエネルギーを高めることにほかならず、癒しの方法ということになる。

方法論としては調身《ちょうしん》、調息《ちょうそく》、調心《ちょうしん》である。調身と調心によって自己組織化力を高め、調息でエントロピーの増大を防ぐことによって生命場のエネルギーを高めようというのである。

【びわ葉温圧療法《おんあつりょうほう》】

ビワの生葉《なまは》をツボ（経穴）や皮膚に当て、その上から、モグサを棒状にしたものに火をつけ、適度な圧を加えて押し、熱くなったら離して次のツボに移動するという療法。

アミグダリン（ビタミンB17）という成分が薬効の中心で、あらゆる病気の原因となる汚れた酸性血液を健康体に必要な弱アルカリ性の血液に浄化するはたらきや、制がん作用、鎮病作用、さらには殺菌作用などがある。

【太極拳《たいきょくけん》】

太極拳は本来は武術であるが、いまでは気功の一つとして親しまれている。太極拳は気功としての調身、調息、調心の効果の他に、太極拳独特の効果と武術としての効果を備えている。独特の効果とは、あの止《とど》まることを知らぬ連綿とつづく動きである。中国ではこの動きを套路《とうろ》といい、套路は簡単な単独動作のつながりではなく、一式《いっしき》ごとに内在する相互関係がある。『太極拳全書』（人民体育出版社編、一九八八年）でも套路について

如長江大河、滔滔不絶、一気呵成。

という一行を添えている。

長江とは揚子江《ようすこう》のことで大河とは黄河のこと。滔滔《とうとう》とは水の盛んに流れるさま、不絶《ふぜつ》とは途中

で途切れないこと。そして一気呵成《いっきかせい》とは物事を一気に成しとげること。轟轟《ごうごう》たる大河の流れが目に浮かんでくるではないか。

この大河の流れのダイナミズムに身をまかせていると、フランスの哲学者、H・ベルクソンのいう歓喜《かんき》と創造《そうぞう》が生まれ、自然治癒力が弥《いや》が上にも高まってくるのである。ここに太極拳の治癒力の秘密がある。

もう一つの太極拳の治癒力の根源が〝原穴《げんけつ》〟である。太極拳はもともとは武術であるから一挙《いっきょ》手一投足《しゅいっとうそく》は攻撃か防御の形になっていて、そこでは手首と足首がフル回転、大いに力を発揮することになる。

この手首と足首には経穴（ツボ）のなかでももっとも重要な経穴である〝原穴〟が配置されている。原とは、十二経《じゅうにけい》の根本になる臍下腎間《せいかじんかん》の動気《どうき》を指したもので、原穴とはこの原気を高める経穴のことだ。原気を高めることとは、すなわち自然治癒力そして生命力の向上につながるのである。

そしてもう一つ、太極拳が武術である以上、もうこれでよいという境地はない。柳生石舟斎が、そして宮本武蔵がつねにより上を目指したように、太極拳に終りはない。太極拳の最上の魅力は、じつはここにあるのである。

【呼吸法】

気功のなかで、とくに調息にウエイトを置いた功法を古来、呼吸法と呼んできた。だから呼吸法といっても何も特別のものではなく気功の一種と考えてよい。

ただ、調和道丹田呼吸法《ちょうわどうたんでんこきゅうほう》などわが国で生まれ育った呼吸法はそのルーツを辿ると江戸時代、臨済宗《りんざいしゅう》中興《ちゅうこう》の祖《そ》と崇《あが》められる白隠慧鶴《はくいんえかく》（一六八五～一七六八年）に至る。その著『夜船閑話《やせんかんわ》』はそのレベルも高く、呼吸法のバイブルといってもよい。白隠さんは貝原益軒《かいばらえきけん》（一六三〇～一七一四年）の『養生訓』を参考にしたふしもあるが、益軒の呼吸法はまだまだ呼吸の体《たい》をなしてはいない。

【ホメオパシー】

ドイツのサミュエル・ハーネマン（Samuel Hahnemann 一七五五～一八四三年）が体系化したエネルギー医学。自然の物質をアルコール溶液で徹底的に稀釈《きしゃく》して物質性を除き、そのエネルギーだけを取り出して人間の生命場にはたらかせて、その生命力（バイタル・フォース。Vital Force）を高めるという方法であるが、この原理に関するエビデンスは乏しい。

その基本原理としては

①似たものが似たものを治す。健康な人に与えるとある症状を引き起こす物質を、同じ症状を

呈する患者に与えて、これを治癒せしめる。

②最小有効量の法則。稀釈すればするほど効果が高まる。

の二点である。

患者さんの話を徹底的に聞いて、その全体像を掴み、その像と同じ像をもつレメディを選んで投与《とうよ》するわけだから、これほどホリスティックな医学はない。ホリスティック医学を追い求めるものとして、これを避《よ》けては通れないとの思いから、わが対がん戦略のなかに組み入れて、およそ一八年。いまでは欠かすことのできない戦術になってしまった。

まず、剤型《ざいけい》であるが、私が日常的に用いているのは蔗糖《しょとう》と乳糖《にゅうとう》を混ぜ合わせた小さなピルにレメディが塗布《とふ》してあるものを口内で溶かして口腔粘膜《こうくうねんまく》から吸収させる。大体二分もあれば溶けてしまうので、消化器に問題があって食べられない人にも投与できるうえに、誰にとってもきわめてストレスの少ない方法であるのがよい。

一つの体系医学であるから、いかなる状況にあっても、かならず治療法があるうえ、とくに心に対する作用が豊富である。がんの患者さんというものは死に対する不安をはじめ、怒り、かなしみ、うれい、恐れなどさまざまな思いに嘖《さいな》まれる。そのような思いが高《こう》じると免疫力も自然治癒力も十分にははたらけない。だからそういう思いを緩和することはどうしても必要で、ホメオパシーの担う役割は決して小さなものではなく、わが対がん戦略にはなくてはならない存在になったのである。

【丸山ワクチン】

丸山ワクチン（英語ではSpecific Substance Maruyama）は、日本医科大学皮膚科教授だった丸山千里博士（一九〇一～一九九二年）が開発した免疫療法剤である。主成分は、ヒト型結核菌から抽出されたリポアラビノマンナンという多糖類体《たとうるいたい》と核酸《かくさん》、脂質《ししつ》である。副作用が皆無であるうえに費用が安く（四〇日分で一万円）希望者が跡を絶《た》たないので、これまでじつに多くの症例を手掛けてきた。それだけに有効例も決して少ないわけではなく、わが対がん戦略のなかで、しばしば用いられる戦術となっている。

【アロマテラピー】

植物から抽出した天然の精油《せいゆ》（エッセンシャルオイル）を用いた療法で、精油を皮膚から吸収させるアロマテラピートリートメントと鼻から香りを吸入する芳香浴《ほうこうよく》の二つの方法がある。

嗅覚《きゅうかく》には人の心理に深く働きかける作用があり、アロマテラピーではそれを心身の癒しに応用する。また、皮膚から吸収されて血中に入った精油の成分の薬理作用にも期待が寄せられている。がん患者さんの間でも、その需要は高い。

【音楽療法】

音楽を聴いて心身をケアする。音楽を鑑賞する受動的音楽療法と、歌う、演奏する、音楽に合わせて身体を動かす、作詞作曲をするなどの能動的音楽療法がある。私の病院でもかつては音楽療法士が楽器を携えて、一曲いかがですかと流しよろしく病院を回っていた。声をかけられると、多少微熱などがあっても、がばっと起き上がって体温計をマイク代わりにして歌い出す患者さんが小康《しょうこう》を得《え》ていたのを思い出す。

【サプリメント】

栄養補助食品。身体に欠乏しやすいビタミン、ミネラル、アミノ酸、不飽和脂肪酸《ふほうわしぼうさん》などを、錠剤、カプセル、飲料などの形にしたもの。対がん戦略のなかでも一翼《いちよく》を担うものであり、免疫賦《めんえきふ》活作用《かつさよう》のあるものをはじめ抗酸化作用《こうさんかさよう》、腸内細菌叢《ちょうないさいきんそう》調整作用、血管新生阻害作用、がん細胞自死誘発作用などを有するものが犇《ひし》めいている。

そもそもが、がんの三大療法といわれる放射線療法、化学療法、外科療法のすべてが免疫のはたらきを降下させる傾向にあるので、免疫賦活作用のあるサプリメントを用いることが多い。そのうちの三例。

①バイオブラン（米ぬかアラビノキシラン。大和薬品）：米ぬかの水溶性食物繊維（ヘミセルロースＢ）を主な原料とするバイオブランは、デンプンや食物繊維とは異なり、消化を受けずに一部が血中へ移行するという特性を有し、直接血中で、あるいは回腸《かいちょう》での*パイエル板の刺激を介して、生体の*ＮＫ細胞、Ｔ細胞、Ｂ細胞、マクロファージを活性化し、免疫調整（免疫賦活、抗炎症、抗アレルギー、抗酸化）するものと考えられている。そのほか自然治癒力の強化、化学療法剤副作用の軽減、ＱＯＬ（Quority of Life：生活の質）の改善に寄与している。

②スーパーオリマックス（発酵古代米オリザロース。オリジン生化学）：オリザロースは、古代米の一種紫黒米《しこくまい》を発酵させてつくった*アラビノキシラン誘導体で、ガラクトース、アラビノース、キシーロスといった活性*糖鎖で構成されているうえに、オリザロースからはその発酵時の副産物として産生されるＧＡＢＡ（γアミノ酸）や、表皮中に存在するポリフェノールの一種であるアントシアニンが抽出される。

ＧＡＢＡは精神安定作用、アントシアニンは抗酸化作用を有しているので、スーパーオリマックスは免疫強化作用のみならず、さまざまな老化現象を改善するはたらきがあることが示唆《しさ》されている。

③ＳＵ―６（ふなずし乳酸菌。オリジン生化学）：近年、腸内細菌叢のバランスを介して、私たちの健康によい影響を与える微生物およびそれらの培養物を含む食品がプロバイオティクスと

呼ばれて、健康の維持増進のために広く普及している。ここで用いられているふなずしは滋賀県の代表的伝統的発酵食品の馴《な》れずしの一種であるが、乳酸菌による発酵食品であることから、プロバイオティクスとしての整腸《せいちょう》作用《さよう》や免疫賦活作用が期待されている。

近年、腸管免疫《ちょうかんめんえき》の重要性が叫ばれて久しいが、SU―6の摂取によって腸管免疫における主役ともいえるパイエル板の数の増加とパイエル板一つあたりの面積の増加が認められ、腸管免疫能の向上が示唆されている。

【食事療法】

食事療法については、まさに百花繚乱《ひゃっかりょうらん》。じつに多くの方法が咲き誇っている。いずれもそれなりの存在意義があり、また個人差もあることから、食に対する自分なりの理念を築き、直観をもって選ぶようにすすめている。そのうちのいくつかを『がんを治す食事療法』(帯津良一総監修・上野圭一食事療法総論。法研、二〇〇四年)より紹介しよう。

---

*パイエル板　腸壁にある絨毛の谷になったところに存在。免疫に重要な役割を果たす。
*NK細胞、T細胞、B細胞、マクロファージ　病原体など異物を駆逐する免疫細胞。
*アラビノキシラン　イネ科植物に含まれるヘミセルロース。ヘミセルロースは植物細胞壁にある不溶性多糖類の総称。免疫増強、脂質代謝改善作用があるとして注目を集めている。
*糖鎖　細胞の周りにある糖とタンパク質で構成される毛状のもので、異物混入などの情報を細胞同士で交換するアンテナのようなはたらきをする。免疫に需要な役割をもつ。

①幕内式食事療法

食養家の幕内秀夫さんの提唱する食事療法。ＦＯＯＤは風土。〝健康の基本は日本古来の粗食にあり〟として、ごはん、みそ汁、漬物を基本に据える。副食としては納豆、かぶのぬか漬け、いわしのぬた、しらすおろし、かぼちゃの煮物、ひじきの梅肉和え、こんにゃくとごぼうの煮物、かき玉うどん、煮豆、白菜漬け、里いもの煮転がし、湯豆腐、旬の刺身など。

②マクロビオティック

マクロビオティックの語源はギリシャ語といわれている。一般的には、玄米菜食を基本にした食事療法のことである。海外ではジョージ・オーサワとして知られる桜沢如一（一八九三～一九六六年）が、明治時代に石塚左玄（一八五〇～一九〇九年）が提唱した「食養法」と、「易《えき》」を現代風にアレンジして提唱、実践した食事法である。その三大原則は、

（一）身土不二《しんどふに》の原則

国内産で季節の旬の食材を用いる。

しょうゆやみそなどの加工食品は国産品で伝統製法にもとづいたものを用いる。

（二）一物全体の原則

野菜はできるだけ皮を剥かず、葉、茎、ひげ根などぜんぶ調理する。

穀類は基本的に未精製の玄米か雑穀を用いる。

(三) 陰陽調和の原則

食物のもつ陰陽バランスを考え、体質に合わせて選択する。

砂糖や動物性食品は原則的に用いない。

③ゲルソン療法

ドイツ人医師マックス・ゲルソンが一九三〇年代に考案した治療法。ビタミン、ミネラルを多く含む、生野菜を中心とした食事で、大量の生野菜ジュースを飲み、塩、脂質、動物たんぱく質を抜いた食事が特徴である。

日常の食生活とは大きくかけはなれた食事で、私の患者さんで直腸がんの術後五年間、完走した人がいたが、日常性の打破という意味で背水の陣でとり上げたい方法である。かつてゲルソン療法に対する関心が高まりを見せたとき、その実態を知るべく、わが病院の山田幸子総師長をメキシコのティファナにあるゲルソン研究所付属病院に体験入院させたことがあった。

帰国後の彼女の報告。入院三日目にひどい頭痛。くも膜下出血かとも思ったが、念のため携帯していった塩昆布を食べたところあっという間に治癒。原因は塩分不足だった。七日目に退院する頃になって大便の性状がすばらしくよくなった。人間は野菜を食べるようにできているらしい、と。

【漢方粥】

中国の食事療法の基本は、陰陽学説と五行学説をもとに、その人の証に合わせて食物を選ぶ。つまり寒証《かんしょう》の人には熱性《ねっせい》の食物を、熱証《ねっしょう》の人には寒性《かんせい》の食物を、虚証《きょしょう》の人には補性《ほせい》の食物を、実証《じっしょう》の人には瀉性《しゃせい》の食物をというように。

帯津三敬病院開設時、がんの患者さんの病院給食として、李岩《りがん》先生を介して、日中友好医院の薬粥を導入した（P38参照）。しかし患者さんの証に応じて、それぞれに個性的な食事を出すのは無理なので、さまざまなお粥を日替り定食のように出すことにしたのである。

たとえば、

枸杞子粥（滋養強壮）　山菜粥（腎機能の回復）
れんこん粥（消化吸収の強化）　緑豆粥（抗炎症、利尿）
はと麦粥（利尿、清熱）　きくらげ粥（鎮咳、止血）
八宝粥（利尿、解毒、消炎）　百合根粥（精神安定、鎮咳）
小豆粥（利尿、解毒、消炎）

などがある。

【心理療法】

心理療法については、わが病院で実際にこれに携わる臨床心理士に寄稿してもらう形で紹介したい。

①「病院での心理療法・カウンセリング」（臨床心理士　猪俣巧）

帯津三敬病院には臨床心理士がいて、心理療法（カウンセリング、イメージ療法など）をおこなっています。

カウンセリングは、患者さん本人が希望された場合や、主治医や看護師が〝適〟と判断したときに、カウンセラー（臨床心理士）が患者さんのベッドサイドに伺い、話を聴くという方法でおこなわれます。病状や体調によって時間や頻度は臨機応変です。

がん患者さんのカウンセリングというと、一般的には、病気の辛さや死への恐怖、残していく家族に対する心残りなどのテーマに絞られると思われがちですが、むしろ日日の生活についての話題が中心となります。入院生活の様子や食事・睡眠のこと、お見舞いに来てくれる方へのうれしさと時に煩わしさなど、日日生活しているなかで起こるさまざまな事柄です。そんな日常的な会話のなかに、時に『どうしてがんになってしまったんだろう』とか、『死が不安だ』といった本音が織り交ざってくるのです。多くは語られずとも、そのような思いをしっかりと受け止めるのがカウンセリングでは大切だと思います。

ある六〇歳台の女性のがん患者さんの例を紹介します。

彼女は、ご家族の日常や旅行の思い出などを振り返りながら、ご主人や子どもさんたちに支えられていることへの感謝の気持ちを語り始めました。次いで、話題はご自身の子ども時代へと移りました。そして、「子どもの頃、父のコートのなかで雨をしのいで歩いたことがあったんです。コートのなかは温かかった。今でも父は私を包んで守ってくれているような気がするんです」と。今の家族だけでなく、原家族（生まれ育った家族）にも守られている、現世を超えて守られているという安堵感が、死への恐怖を和らげてくれているようでした。

また、たとえ患者さんが亡くなってしまわれた後でも、患者さんのご家族と話をすることは大切だと考えています。病人を支えていたご家族は心労も絶えなかったことでしょうが、時に、患者さんの言葉がご家族にうまく伝わらないということもあります。そんなときには、生前の患者さんのご様子をお伝えするという形で、思いをつなぐお手伝いをさせていただくこともあります。

② 「病院での心理療法・カウンセリング以外の療法」（臨床心理士　浜田雅子）

帯津三敬病院では、カウンセリングの他に、イメージ療法やマインドフルネス瞑想、自律訓練法、タッピングタッチなども、患者さんの希望や状態に応じておこなっています。

身体的、精神的、社会的なことからストレスや不安を感じている患者さんには、言葉だけでは表現しがたい、内側の世界の苦しみがあります。カウンセリング以外の療法では、このような見えない部分のサポートをします。

イメージ療法では、本人がすっかり忘れていたむかしの記憶や感情が蘇ってくることによって、癒しが起こります。沈黙のうちに自然と涙が流れ、心の重みが消えるとともに、身体的な痛みが消えてしまう患者さんもいます。ご自身の治癒力が、ご自身に勇気を与え癒しをもたらすのだと思います。

マインドフルネス瞑想では、ふだんとらわれている感情の渦から少し距離を置いて、自分を俯《ふ》瞰《かん》する状態をつくります。〝今〟という空間に気づき、人間本来の姿に立ち返っていくと、健康を取り戻せるのではないかと思います。

また、タッピングタッチという健康法も取り入れています。二人でお互いに肩や背中をリズミカルにタッチするという方法ですが、誰にでも手軽にできて気持ちいいと評判です。先日、タッピングタッチをお伝えした患者さんから「この間見舞いに来た家族にやってみたら喜んでいましたよ」と声をかけられ、その笑顔に思わず胸が熱くなってしまいました。病に苦しんでいるときでも、気持ちよさを他の人にも伝えたいという優しい気持ちになることは、患者さんご自身の癒しにもなるはずです。

二　ホリスティック医学の診察室

ホリスティック医学の考え方やさまざまな療法については、お伝えすることができたと思うが、実際に現場ではどのようなことがおこなわれているのかについて、具体的な話をしていく。

【外来診察の基本パターン】

まずカルテを開いて、その患者さんについての情報を整理してまとめる。CTにしろ血液検査にしろ、今回その結果を患者さん自身にお伝えするものがあれば、しっかり頭の中に入れる。準備ができたら担当看護師に、

「では、○○さんをどうぞ」と伝える。診察室には、コンピュータで次の患者さんを呼ぶシステムが整っているが、私は敢えて、看護師に名前で呼んでもらうことにしている。

看護師が入口の引戸《ひきど》を引いて待合室に向かって

「○○さぁーん」

と呼びかける。患者さんが入室する。

「ぞうぞ、おかけください。……いかがですか？」

「えぇ……おかげさまで……調子はいいほうだと思います……」

「先日の検査の結果ですが、ＣＴでは再発も転移もありませんし、血液検査でも中性脂肪が高い以外は腫瘍マーカーも含めて、すべて正常です。……よかったですね……」

「ありがとうございます……」

「では診察をしましょう」

と言って、まず脈診《みゃくしん》に始まって、舌診《ぜっしん》、頸部《けいぶ》の触診《しょくしん》、胸部の聴診《ちょうしん》、背部の聴診と打診《だしん》と進めた後、

「……頸部のリンパ腺も脹《は》れていませんし、胸の音もいいですね。お腹を拝見しますから、ベッドにどうぞ……」

腹部の触診と聴診。

「お腹はやわらかいですし、肝臓も脹れていません。いいですねぇ……」

患者さんが再び椅子にかける。

「漢方薬は同じ処方でいいでしょう。次の予約日まで出しておきますから……」

「ありがとうございます」

と言いながら立ち上がり身繕いをして、もう一度、

「ありがとうございます」

と同時に私も立ち上がり、

「お大事に！　気をつけてね……」

「先生もお大事に！」


医療とは治しと癒しの統合。少しでも上から目線の気配《けはい》があったのでは癒しにはならない。患者さんとはかならず同じ地平に立たなければ癒しにはならないのだ。したがって医療にならないということになる。

だから、患者さんとは共有する医療という場のエネルギーを高めるために互いに切磋琢磨《せっさたくま》する戦友《せんゆう》の間柄であると思っている。そこで
「お大事に！　気をつけてね……」
「先生もお大事に！」ということになる。

【戦略会議】

西洋医学にかぎってみれば、主たる戦術は、放射線療法、化学療法、外科療法のいわゆる三大療法で、ある程度マニュアル化できる。しかし理想のホリスティック医学を求めて、多くの代替《だいたい》療法《りょうほう》を駆使するとなると、ご承知のように代替療法は世にごまんとあるから、とてもマニュアル化どころではない。

そこで戦略会議ということになる。朝の八時一五分に予定された患者さんの病室を訪れる。

「おはようございます。戦略会議ですぅ」

患者さんの顔がぱっと明るくなる。それから患者さんはベッドに横になったままか、ベッドに腰かけるという体勢。私はテーブルの上にカルテを開いて、その前にある椅子を借りて筆記しながら、話を進める体勢。

ひと頃は、この病棟での戦略会議が花盛りだった。入院した順に予定者が決まっていて、今日は三階病棟の○○さん、明日は二階病棟の△△さんという具合に訪れるのである。原則として本人が納得すればよいのであるから、ご家族が同席することも敢えて必要ないので、日割りは機械的に決まっていく。一日に二人こなさなければならないことも珍しくなかった。

いまは、それに反して、ずいぶんと少なくなった。それは、代替療法に関しての患者さんの意識が高くなったので、入院前の外来診療の際に比較的短い時間で基本的な戦略ができ上がってしまうのである。だから、入院したら即実行である。どちらかというと、戦略がもうひとつで見直しの必要が生じた際に戦略会議、というケースが多くなっている。

戦略会議を進めるうえで、自ずから、基本となるパターンというものがある。**図3**を見ていただきたい。「がん克服の家」である。まず土台をつくって一階、二階と上がっていくのである。実際の家の建て方もそうなのではないだろうか。

まず家の土台は心である。この難局をどういう心で乗り切るか？　それはときめきであるという話から入る。多くの方が私の本を読んでいるらしく、わかっています、というたのもしい返事が返ってくる。

それでも、なかには、「前の病院で余命半年と言われたのですよ。とてもときめくことはできませんよ」と言う人もいれば、「先生はどういうときにときめきますか」と質問してくる人もいる。

次に一階の部分は、まずは食事談義。いろいろな体験や考え方があるが、簡単にいえば、自分なりの食に対する理念を育てるようにすすめる。次いで気功の道場の練功スケジュールを示して、できるだけ出席して、自分に合った気功を探して身につけるようにすすめる。

こうして養生の部分を固めたうえで、二階に移り、西洋医学でまだできることはないか、漢方薬は？　そしてホメオパシーは？　サプリメントは？　という具合に検討していくのである。

こうして戦略ができ上がったら、それを遂行《すいこう》する。うまくいっているようであれば、退院まで

図３　がん克服の家

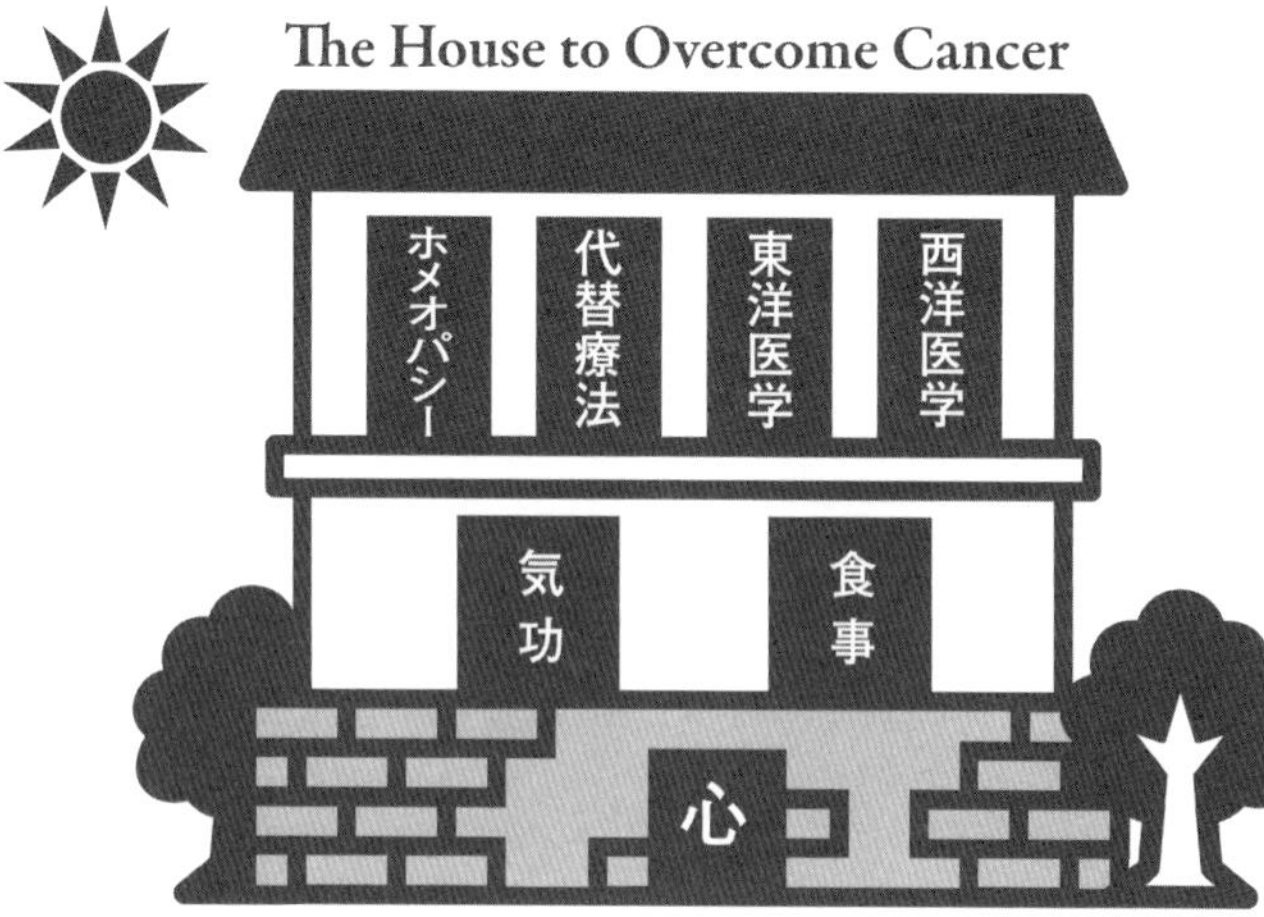

そのままいって、退院時にさらにその戦略でよいのかどうか確認し合う。少しでも難があれば、新たなる戦略を求めて会議を開く。

三　患者さんを癒す病院にするために

医療が場の営みであるとすれば、病院の場の有する自然治癒力が癒しの基本になる。だから、まずは病院の場の自然治癒力を高めることが大切である。どうすればそのことが可能となるのかを述べていこう。さらに、具体性をもたせるために、ホリスティック医学の症例も紹介する。

患者さんはいうまでもなく、家族、友人、そしてすべての医療者が、みずからの自然治癒力を高めながら、かつ他の当事者の内なる生命場にも思いを遣《や》り、その自然治癒力の向上をサポートする。つまり互いに切磋琢磨《せっさたくま》しながら互いの内なる自然治癒力を高めていく。

すると共有する医療という場の自然治癒力が高まる。するとまた、その場に身を置く当事者たちの内なる自然治癒力が高まってくる。するとまた……。というように医療という場に好循環が生まれ、次第にそのエネルギーを高めていくことになる。考えるだけでも楽しいではないか。

アンドルー・ワイル博士のいう、*信頼の三角形は弥《いや》が上にも強固になっていき、プラシーボ効果も大いにその力を発揮することになる。また『思想としての「医学概論」』（P119参照）に書かれているが、〝癒しの効果が向上し、医師と患者の関係性の効果も共有する場のエネルギーに背中を押されるかのごとく高まっていくし、高まることによって共有する場の自然治癒力がまた高まる〟という、これまた好循環が生まれることになる。

当事者のなかでも、とくに病院の職員はこのことに留意しなければならない。留意して、いかにふるまうのか。もちろん、すべての人が同じ要件を満たす必要はなく、十分に個性的でよいのだが、いくつかの要件を挙げてみよう。

（一）攻めの養生を果たしていく

生きていく以上、人間としての尊厳を全《まっと》うしたいと思うのは人の常である。何をもって人間の尊厳とするか、その一つが〝攻めの養生〟である。これまでもたびたび述べてきたように、これからの養生は、日日、生命のエネルギーを勝ち取っていき、死ぬ日を最高に、その勢いを駆って死後の世界に突入するという攻めの養生である。

まず、攻めの養生を果たしていくのだ！ということを自分の生き方の根底に据える。そしてこ

＊信頼の三角形　患者と医者と治療法を結ぶ三角形。「患者は治ると信じて治療をおこなう。医者も治療効果を信じる。医者と患者が信頼しあう」という関係が理想であるとするもの。

れをときどき取り出しては、杜甫《とほ》（盛唐の詩人。七一二〜七七〇）の詩「掌中貪《むさぼ》り見る―珠《たま》の新《あら》たなるを」のごとく、貪り見ていくのである。

（二）生命の躍動

攻めの養生の推進力の第一は、生命の躍動である。生命の躍動とは、フランスの哲学者H・ベルクソンの「エラン・ヴィタル」すなわち、生命の創造的進化を促す内的な衝動力《しょうどうりょく》である。換言すれば、内なる生命場がふつふつと煮えたぎって起こる歓喜とか感動のことである。

この歓喜とか感動のチャンスは万人に平等に訪れるものであり、これを確実にものにするためには、いつも初初《ういうい》しい心でことに当たることである。決して大家然《たいかぜん》とすることなく、死ぬまで初々しい心を抱きつづけることだ。

（三）虚空《こくう》に思いを馳《は》せる

私たちの自然治癒力の一つは阿弥陀《あみだ》さんの本願《ほんがん》すなわち一切の衆生《しゅじょう》を済《すく》おうとする願いである。わが浄土《じょうど》とはわがふるさとの虚空。ときどき立ち止まっては虚空に思いを馳せるのである。そのための功法《こうほう》が、二〇年ほど前に私が編み出した『新呼吸法「時空《じくう》」』である。多くの方々がDVDだけで、この巧法に親しんでくれているのがうれしい。

（四）生きるかなしみを敬う

もう一つの自然治癒力が、生きとし生けるもの誰もが胸に抱いている生きるかなしみである。

私たちは虚空からの孤独なる旅人。旅人は旅情を抱いて生きている。旅情とはよろこびとかなしみ、ときめきとさびしさなどが錯綜《さくそう》する、しみじみとした旅の想いだが、その根底には生きるかなしみが横たわっている。

だから、私は講演などで訪れる旅先で、寸暇《すんか》を見つけては、一人杯を傾けながら旅情に浸《ひた》るのをつねとしている。そしてわがかなしみをいつくしみ、他者のかなしみに思いを馳せるのである。とくに医療者はこのような時間をもって欲しい。

(五) 生きるかなしみを敬い寄り添う

これもこれまで、たびたび紹介してきた『思想としての「医学概論」』からの一節を引用して終わりたい。

儚《はかな》い、無価値の存在としての人間同士が互いに寄り添い合うための行為として医学や医療を位置づけ直せば、そこには必ずしも高度な技術が必要なわけではありません。かなしみや苦しみがときに技術によって劇的に解消されることは否定しませんが、人間存在の根底にかかわるかなしみや苦しみは、結局相互的な行為のなかでしか癒されることはないからです。

医療に携《たずさ》わる諸賢《しょけん》のご健闘を祈る!

12/12	関節痛	＊ Led30C
2014年		
5/1	冷え、しびれ	＊① Carc200C ＊② Phos200C
7/24	しびれる	＊① Carc200C ＊② Ars30C
8/28	胃痛	＊① Hydr200C ＊② Ars30C
10/16	**「水輪」養生塾**	
11/20	しびれと胃痛	＊① Hydr250C ＊② Nux.V200C
2015年		
4/9	左股関節痛	＊① Con200C ＊② Bry30C
4/30	**胃痛に対して漢方薬変更** （人参、黄耆、白朮、当帰、茯苓、熟地黄、川芎、芍薬、桂枝、甘草）	＊① Hydr200C ＊② Bism.30C
6/25	しびれ、冷え ツムラ当帰四逆加呉茱萸生姜湯	＊① Hydr200C ＊② Nux.V200C
2017年		
3/16	不眠	＊① Hydr200C ＊② Nux.V200C

【まとめ】

1）西洋医学的治療を途中下車。

2）漢方薬、ホメオパシー、気功、SU-6、ヨガで4年6ヵ月、小康を得る。

3）何があってもこの方法でいくのだから検査はしない。

症例① A子さん　77歳　女性
［診断］胃悪性リンパ腫

		［＊ホメオパシー］
2012年		
9月	某大学病院にて 化学療法２コース終了	
11/15	帯津三敬塾クリニック受診 手足のしびれ、脱毛、左肩痛 LDH：213、Hb：10.7	＊左肩痛に Rhus.T30C
11/28	化学療法３のため入院	＊化学療法の副作用に Cadm.s30C
12/13	化学療法３終了	
12/16	LDH：234、ALP353 PED：異常なし	
12/19	**漢方薬開始** （黄耆、女貞子、白朮、寄生、霊芝、薏苡米） **SU − 6 開始** （免疫を高めるサプリメント）	＊胃痛に Nux.D30C ＊悪性リンパ腫に対して Con30C
2013年		
1/9	放射線治療を拒否 一切の検査も拒否 ヨガ、気功、玄米酵素	
2/4	胃の痛みつづく **漢方薬変更** （前方＋茯苓、猪苓）	＊胃痛に対して Bism.30C
9/5	胃痛、背痛	＊ Sulph30C

【まとめ】

1) 漢方薬とホメオパシーを中心にした代替療法のみで肺転移完治。
2) ホメオパシーも肺転移をターゲットにPhosphorusのみでeffective。

症例❷ Bさん　71歳　男性
［診断］食道ガン、肺転移

		［＊ホメオパシー］
2014年		
3/1	診断	
5月	某がんセンター病院に入院 化学療法＋放射線治療	
2015年		
4月	肺転移	
7月	化学療法	
9/10	帯津三敬塾クリニック初診 ALP：306、Hb：11.2、 CEA：3.8、SCC：0.9 **漢方薬処方** （竜葵、蛇苺、玉金、当帰、 丹参、白花蛇舌草）	
10/8	化学療法1回のみ **漢方薬変更** （黄耆、女貞子、白朮、寄生、 霊芝、薏苡米）	＊Phos30C
12/16	CTで肺転移縮小	＊Phos200C
2016年		
2/15	CTで肺転移縮小	
5/16	CTで肺転移縮殆ど消失 ALP：235、LDH：149	
2017年		
2/23		＊Phos200C

2016年

11月　11年経過
　　太極拳師範に

最後に2017年3月14日の手紙を添えておく。

再発防止のための堅い決意のほどと、緻密な計画と揺るぎない実行力。がんしかも悪性黒色腫といえば難敵中の難敵である。この難敵に果敢に立ち向かう一つの典型を見る思いである。

さらにこの手紙には難関を見事に乗り越えたものだけが味う、万感の思いが込められている。

帯津先生

拝啓　日頃色々ご指導いただき有難う御座います。

私は2003～4年左腋下リンパ腺の皮膚がんの手術、廓清手術、化学療法の処置を行い、その後先生の「癌克服の家」の方針、即ち心の土台（これは中々難しいですが）、一階の玄米食、太極拳、二階の漢方薬の方針に従ってまいり、又先生の色々のご指導を得て、この13年が順調に経過いたしました。10年目の2013年に先生とご相談の上漢方薬を半分に減らし、また最近は玄米食を五分搗き米に緩和いたして居ります。太極拳はまだまだ未熟ですが、11年の鍛錬を経て師範の称号を頂きました。これ等の「癌克服の家」の方針は今後も続けてまいりたいと思っておりますが、漢方薬をこの4月以降さらに減らす事に就き先生のご指導を頂きたいと存じております。又太極拳はまだ未熟ですが、ボランティアで助手的なお手伝いでお役にたつ事が有ればどうぞご遠慮なくお申し付けくださるようお願い致します。

この3月24日病院にお伺いする予定となっております。其の時に以上の点、色々ご指導いただければ幸いに存じます。　敬具

2017年3月14日　C

症例❸ Cさん 83歳 男性

［診断］**悪性黒色腫**

2003年

9/29 左腋窩の腫瘍を切除

主治医は悪性とは考えていなかったが、病理は上記診断

11/10 リンパ節郭清手術

12/10 帯津三敬病院初診

2ヵ月毎に3クールの化学療法を予定しているとのこと

原発は不明だが、5年前に左肩の黒い痣を液体窒素で除去したことがある

漢方薬処方

（黄耆9、女貞子9、白朮6、寄生6、霊芝6、薏苡米6、何首烏4.5、墨旱蓮4.5）

2009年

5/11 太極拳の指導員に

5年経過したので、受診の間隔を1ヵ月半に

漢方薬処方

（竜葵、蛇苺、玉金、当帰、丹参、白花蛇舌草）

2010年

4/12 頭、胸、腹のCT：O.B.

2011年

4/8 右頚部リンパ節腫脹

4/11 太極拳準師範に

6/20 8年経過

12/1 血清5-s-CD：w.n-l.

LDAもはっきりしないので、このままfollowと

2012年

4月 CT：O.B.　右頚部リンパ節腫脹（+）

帯津 良一（おびつ りょういち）

1936年埼玉県生まれ。61年東京大学医学部卒業。医学博士。東大病院第三外科医局長、都立駒込病院外科医長を経て、82年埼玉県川越市に中西医結合によるがん治療を旗印にかかげた帯津三敬病院を設立。さらに人間まるごとを診るホリスティック医学の道へと歩を進める。2004年には東京・池袋に代替療法を実践する帯津三敬塾クリニックを設立。川越と池袋を拠点に、気功や太極拳の実践や講演・執筆活動を通して「攻めの養生」を全国規模で押し進めている。日本ホリスティック医学協会名誉会長。現在はホリスティック医学をさらに深め“大ホリスティック医学”を提唱するに至る。
著書に『ガンに勝つ〈食・息・動・考〉強健法』（講談社）、『ガンを治す大事典』（編著、二見書房）、『自然治癒力の高め方』（ごま書房）、『健康問答』（五木寛之との共著、平凡社）、『生きるも死ぬもこれで十文』（法研）、『がん「余命宣告」でも諦めない』（毎日新聞社）、『人の哀しみがわかる医者になってほしい』（イースト・プレス）ほか多数。

ホリスティック医《い》学《がく》私《し》論《ろん》
―― 来し方・いま・行く末

2017年10月1日　第一刷発行

著　者　帯津良一
発行人　吉田幹治
発行所　有限会社 源草社
東京都千代田区神田神保町 1-19 ベラージュおとわ 2F　〒101-0051
TEL 03-5282-3540　FAX 03-5282-3541
URL：http://gensosha.net/　e-mail：info@gensosha.net

装丁：別府祥子
印刷：株式会社上野印刷所

ISBN978-4-907892-12-8　C0047